ローラン・ドゴース［著］
入江芙美［訳・解題］
林昌宏［訳］

なぜエラーが医療事故を減らすのか

éloge de l'erreur
Laurent Degos

NTT出版

なぜエラーが医療事故を減らすのか

「人間のすることにエラーはつきもの」という格言がある。われわれは、この格言が意味するところを本当に理解しているだろうか――そうは思えない。われわれの社会は、この「予期せぬことの神秘」とのつきあい方を学び直し、エラーとうまくつき合っていかなければならない。

なぜエラーが医療事故を減らすのか―目　次

はじめに

　私は、無機質で大きなホテルへと足を運んだ。そのホテルのむやみやたらと広い会場には、椅子がぎっしりと並べてあった。演台があまりにも遠いため、肉眼では講演者の姿を見ることができない。そこで、巨大な会場のあちこちには、中継モニターが設置されていた。私は全体会合が始まる前に、他国から参加している知人と意見交換がしたかったので、その姿を探し歩いた。会場には、次第に参加者たちが集まってきた。もうすぐその日のメインイベントが始まろうとしていたのである。

　会場には、医療の質と安全性を向上させるという責務を負う、行政機関や医療機関の長、保険者、医師、看護師、患者団体の代表者など、数千人が集まっていた。彼らが会合に足を運んだ目的は、医療事故を減らすことだ。たとえば、空の旅は、以前は危険な交通手段とみなされていたが、現在では民間の航空会社が提供するサービスは、非常に安全になったではないか。今回、大西洋を横断した際、私は何の不安も抱かずに飛行機に乗った。しかし、それと同じような感覚で、私は手術を受けることができるだろうか。今回の旅行では、直前になって航空会社を変更したが、これと同じように手術の間際になって執刀医を変えられるだろうか。もちろん、無理である。

着席した人々は、中継モニターが映し出す講演者の姿を眺めていた。誰もが長年にわたって自分たちが取り組んできた仕事が評価されるのではないかと期待していた。というのは、医療安全の確保のために、認証・認定制度の確立や、手続き・指標の設定、その他の強制力のある措置の導入など、さまざまな対策が講じられてきたからだ。

講演者が選出される基準は、説得力、実績、権威などである。その中でも、講演者の資質としてとくに重視されるのが、聴衆を驚かせる能力だ。

最初の講演者は、聴衆を驚かせた。彼の論旨は単刀直入で明快だった。彼によると、過去二十年来、世界中でさまざまな努力がなされてきたにもかかわらず、医療分野における有害事象の発生率は、低下していないというのだ。

二番目の講演者も楽観的ではなかった。手術室のチェックリストを除けば、認証・認定制度や手続きの確立は患者に何の影響もおよぼさなかったと力説した。つまり、防げたはずの死亡や合併症、障害の発生率の低下、あるいは患者のＱＯＬ（生活の質）の改善に対する効果はなかったというのだ。定められた手続きを遵守しても、また作業を評価する指標を設定したとしても、驚いたことに、臨床上は何の成果もなかったと報告したのである。

三番目の講演者も、聴衆を勇気づけることはなかった。報告の内容は悲観的であり、数々の敗北を前に観念した様子だった。あらゆる行為において、関係者全員が安全に配慮するようになるためには、教育や文化のレベルでの取り組みが重要だと述べ、哲学的な心構えを説いたのである。要するに、彼が訴えた解決法は、「医療のあらゆる面に安全文化を導入しろ」であった。

私は、医療の質と安全性の向上を目指し、公益を守る「フランス高等保健機関（ＨＡＳ）」の責任者だった。しかし、私は医師として白血病などの重篤な病気の治療にも従事してきた。よって、強い化学療法の後には、患者の免疫力が低下し、些細なことであっても、患者の感染症罹患のリスクが高まるため、治療にあたる医療者は、その行為に細心の注意を払う必要があることを、充分に承知していた。われわれ医師という職業に従事する者にとって、安全への配慮は何も目新しいことでなく、常に意識していることなのである。

そうはいっても現在、医療機関では、医療従事者を制御・管理するために、サービスの質や安全に関する専門家を雇い入れている……。そして現場の医療従事者は、外部から持ち込まれた手順書の類にうんざりしている。というのは、現場はそれらを、役に立たないばかりか自分たちの作業を遅らせ、作業の邪魔になり、患者にとってもメリットがないと判断しているからだ。

認証・認定制度や手続きの確立などの（治療に目に見える効果をもたない）全体論としての世界観がある一方で、一つ一つの医療行為にエラーの危険性がある患者の治療という個別論の世界観がある。この両者の世界観は、まったく相容れないようだ。われわれは袋小路に陥ったのだろうか。

医療者と患者との間の（治療効率を高めることが目的の）個々の利益を、（患者にさらなる安全を約束することが目的の）集団全体の利益に結び付け、これを可視化および数量化するには、どうすればよいのだろうか。つまり、システムとしての医療の安全性を高めることが、個々の患者の治療の改善につながらなければならないのだ……。このような課題が生じるのは、有害事象の発生率を完全に制御し、低下させることができないからなのだろうか。医療には、「人間にはどうすることもできない運命的な部分」があるのだろうか。

しかし、そもそもの問いの立て方が間違っているのではないだろうか。というよりも、われわれが暮らす時代や社会の変化に応じて、それらの問いの立て方についても見直すべきなのではないだろうか。

すべてが急速に進化するのがわれわれの時代だ。現代では、イノベーションが常に要求される。それは最も重要な要求でさえある。新たなイノベーションは、それまでのイノベーションを陳腐化させる。機械はますます高性能になり、システムはさらに複合化する。システムによっては、あまりにも複合的になり、制御不能になったものさえあるように思える……。われわれは想定外の深刻な事態に直面して、しばしばお手上げとなる。

医療システムについて語ってきたが、これは、金融、教育、産業、司法、コミュニケーションなど、社会の他の分野のシステムにも見事に当てはまる。次々と発生する金融危機、前触れもなく崩壊するバブル、自分の同級生を殺害する高校生、津波発生後の不可解な不作為の連続、無実の者を断罪する不公平な裁判、世界をつなぐインターネット上の自然発生的な運動など、有害事象は、時に惨禍というような規模に至ることもある。

誰もがこのような出来ごとが起こるのではないかと心配し、次は自分自身やわれわれの身近にいる人々が犠牲になるのではないかと恐れている。われわれの社会は、それらの予期せぬ有害事象に対して、強迫観念のようなものを抱いているのだ。

けれども、それらのシステムを構築したのは、われわれの社会そのものであり、われわれ全員がそれらのシステムの当事者なのだ。われわれは多重構造のシステムを発展させ、それらのインターフェースを増殖させる一方で、システムを相互に連結した。しかし、人類史上、これまでになかったことであるが、システムがあまりにも複雑で複合的になったため、人類はシステムを制御できなくなり、システムは、その独自の規律に従って進化するようになった。要するに、システムは、われわれの手元から離れてしまったのである。

さしあたり、われわれは不確実性や想定外の出来ごとに対処するために、安全強化に努め、予防原則〔不可逆的な影響をおよぼす恐れのある新たなテクノロジーについては、科学的に充分証明できない場合でも、規制措置を講じるという原則〕を講じるようになった。また、有害事象を引き起こしたと思われる人、つまり犯人探しがしばしば行なわれている。とはいえ、処罰や訴訟手続は、ほとんど効果をもたないことが多い（こうしたケースは増えている）。その証拠に、有害事象は相変わらず起きている。「犯人探し」に専念するだけでは、われわれは、いずれ行き詰まってしまうだろう。

事故が起きた際、スケープゴートを探し出すのが大好きなわれわれの社会では、「エラー（erreur）とフォルト（faute）の観点から事故を検証すべきではないか」という意見が当然のごとく生じる。そこで遠回りのように思えても、まずエラーとフォルトの語源に遡ってみる必要がある（両方の単語とも、日本語では、誤り、過失、失敗などと訳される）。

「エラー」と「フォルト」の語源は、両方ともラテン語だ。「フォルト」は、ラテン語の動詞の不定法「fallere」、そしてフランス語の古語「faillir」が語源であり、背くことを意味する。つまり、それは定められた決まり、要するに認知されている規則（道徳律、科学法則、規範、ゲームのルール、規約）に反することである。一方、「エラー」の語源は、「あちこちに行く、さまよう」ことを意味するラテン語の動詞の不定法「errare」である。

驚くべきことに、ラルース仏語辞典は、「エラー」を「間違えることによって犯すフォルト」と定義している。この結びつき、あるいは混同からは、なぜ、われわれがエラーを自分たちの「敵」とみなすのかがわかる。エラーは、前触れもなくわれわれの日常生活をかき乱す。われわれは、このエラーが、金融危機、戦争、不当な死、失業などの最悪の事態を引き起こすのではないかと恐れる。だからこそ、われわれはエラーを探し出して、エラーを永久に葬り去ろうと躍起になるのだ。

アングロサクソン文化圏では、to be at fault, to commit a fault（自発的にフォルトを犯す）と、

to err（正しい道からそれる）（チェンバーズ英語辞典によると、さまよう［to wander］）を明確に区別してきた。

本書執筆の目的は、エラーをすることは、未知の状況下であてずっぽうに進むという意味、つまり、さまようことなのだと読者に納得してもらうことだ。なぜなら、進化が必要かつ不可避であると思われる、複合的でひどく不安に満ちた世界を、われわれは、さまよいながら歩み進んでいるからだ。

したがって、本書を通じて、予期せぬことという神秘であるエラーについて、読者がこれまでとは異なる視点をもつようになれば幸いである。エラーを称賛するのは、逆説的ではあるが、安全や進歩を称賛することである。それは、新たな規律に支配される、これまでとは異なる世界を構築するのを認めることでもあり、私たちは、そうした世界に意義を見出していかなければならないのだ。

第一部　エラーは生命に内在する

うっかりした行為は、事故につながる。

「人間のすることにエラーはつきもの」という有名な格言がある。大惨事の調査班は、その原因の一部を「人的要因（ヒューマン・ファクター）」だと述べ、一つの結果には常に一つの原因があるかのように因果関係を見つけ出そうとする。しかし、前進、さらなる発展、進歩に、エラーはつきものなのだ。エラーは生命活動の当然の結果なのである。

第一章　システムと人間

複雑系から複合系へ

　われわれの周りには、プログラム可能で、きちんと調整された仕組みのものがたくさんある。「複雑系」と呼べるこのタイプのシステムでは、自動車産業の生産現場のように、当事者全員は、自分たちの仕事を完全に把握しており、全員の行動は予測可能だ。いろいろな人々、さまざまな集団、子会社などが介入する複数の回路が可変的な環境と相互作用すると、そうした複雑系システムは複合系システムになる。したがって、複合系システムは、環境と相互作用・相互依存する複数の部分からなる集合体と定義できる。

　たとえば、この少し技術的な観点を理解するために、トランプカードでつくる城を思い浮かべてほしい。トランプカードは、お互いに支え合っていると同時に、城の「存続」あるいは崩壊の原因になる。すべてのトランプカードが城を危うくする恐れがあるのだ。揺れがある程度まで達すると、城は崩壊する。一つ一つのトランプカードの継ぎ目の悪さが足し合わされると、城全体の脆弱性になる（すべてのトランプカードを正しい角度に置かないと、全体が不安定になる）。経験からいえるのは、より大きな城をつくろうとすればするほど、さらなる強度が要求されるということだ。最初につくった城が崩壊した後につくる城は、各段階において、より安全なものになるだろう。

実際にシステムをつくる際には、システムは、さらなるイノベーションの導入や複合化に耐えうる確実なものでなければならない。私は、できる限り頑強な城をつくる（医療や金融のシステムにあてはめるなら、新たなイノベーションを受け入れられるだけの頑強な基盤をもつシステムをつくる）。しかし、もし誰かが部屋に入ってきて、勢いよくドアを閉めたために風が発生したのなら、トランプカードの城は崩壊してしまうかもしれない。この例からは、崩壊のすべての原因がシステム自体にあるのではないことがわかる。安全なシステムであっても、環境はいつだってシステムを危うくするのだ。

たとえば、近隣の工事により、大気中に毒性のある真菌を含んだ埃が蔓延し、入院中の免疫機能が低下した患者が感染症（アスペルギルスによる肺炎やクリプトコッカスによる髄膜炎等）に罹る場合や、格付け機関が国家を史上稀にみる金融危機に追いやる場合などである……。紹介したそれらの事例は、わかりやすいもの、あるいは単純化されたものだ。もちろん、現実はもっと複雑である。外界との予知できないインターフェースが増えると、想定外の出来ごとが生じる。

したがって、複合系システムは、無数の相互接続、つまり内部および外部との複合的な相互作用が存在する動的な組織なのだ。すなわち、システムの各部分は、他の部分に応じて変化するのである。

さまざまな要因によって成り立つ医療システムは、複合系になったシステムの代表例だ。現在の医療システムは、医師と患者の直接的な関係から成り立っていた過去のものからは程遠い。

たとえば、医師は、七二〇〇種類の医療行為、五千種類の医薬品、五万種類の利用可能な装置（機器および体内に埋め込まれる器具など）の中から、それぞれ一つを選び出し、患者を専門医に回し、生体組織検査やX線撮影を命じ、患者を入院させ、看護師、理学療法士、歯科医師などの協力を求める。数百の疾患が存在し、一人の患者が複数の疾患を同時に有することもあるだけに、選択の組み合わせは無数になる。医療者が対応しなければならないシチュエーションの数は、自動車産業の生産現場で働く者が対応するそれとは比較にならないほど多いのだ。医療行為の組み合わせの数は、自動車産業が生産する製品の数（車種、ボディーの色、付属品など）とは比べものにならないほど多いのである。患者が辿る経過には、無数の可能性がある。とくに医療行為を取り巻く環境も無数にあるので、医療行為の結果を完全に予測することはできない。医療には多くの人々が関与し、常にイノベーションが介在する。予定されていない緊急処置の場合などでは、通常とは異なる、緊張を強いられる状況であるだけに、その結果を予測するのは、さらに困難になる。

複合系システムは、まさにその複合性が原因となって、インシデントやアクシデントにさらされる〔医療の世界では、偶発的ニュアンスを含む「インシデント」や「アクシデント」という用語をよく使う。解題一三六～一四〇頁を参照のこと〕。事後に脆弱だと判断されるシステム回路では、インシデントやアクシデントを引き起こす行為は「エラー」と見なされる。システムが外界とのインターフェースを多くもてばもつほど、エラーの原因はさらに増え、エラーは他の回路へと波及する。

ロシアの文豪トルストイは、『戦争と平和』〔一八六九年刊〕のなかで、すでにそのことに触れている。

「原因を探そうとすればするほど、さまざまな原因が浮かび上がってくる。それらの原因を個別に取り上げようが、全体として取り上げようが、一つ一つの原因は出来ごとの甚大さに照らし合わせると意味のないことに見え、また多くの原因が関連しているために、ある一つの原因が出来ごとを起こしたと決めつけることもできない。よって、一つ一つの原因はもっともらしくもあり、また、原因として不適当にもみえるであろう」

たとえば、いわゆる「意図しないエラー」は、毎日のように生じる。「有害事象」と呼ばれるアクシデントは不可避であって、規則を遵守しても生じるのである。

そのうえ、危険なテクノロジーであれば、稀にではあるが、エラーが大惨事につながる恐れもある[1]。たとえば、二〇一一年の東日本大震災の際に津波によって壊滅的打撃をうけた福島原子力発電所の大惨事のようにである。医療分野の例を挙げるなら、エピナル〔フランス北部の都市〕とトゥールーズ〔フランス南西部の都市〕の病院において、患者に誤って大量の放射線照射が行われたアクシデントがある。

医療における有害事象は、交通事故よりもはるかに頻繁に発生している。ちなみに、アメリカの専門家によると、アメリカにおける医療事故による死者の数は、ジャンボジェットが二日に一回の割合で墜落しているに等しいという。

生物の世界を模範とする、進化・適応システム

原則的に、複合系システムは状況に応じて、システム自身のために、そしてシステム自身によって進化するので、通常、システムはシステム自身に適応を強いる。

「単純な」複合系システムよりも洗練されたこうした適応型複合系システムは、共通の価値を最適化しようとする。それは、パフォーマンス、評判、利潤、発展など、システム全体にかかわる目標だろう。システムにとって必要不可欠かつ存在にかかわる最も重要な価値は、変化する環境のなかで生き残ることだ。システムは進化・適応しなければならないのである。

最近まで、適応する巨大なシステムの例としては、チャールズ・ダーウィンの理論や遺伝子に関するグレゴール・メンデルの法則に則した生物の世界における進化くらいしかなかった。生物の世界は、進化・適応する。だからこそ生命は存続するのだ。自然は、固有の法則や規則に従っている。これらの法則や規則により、人類を含めたさまざまな生物種は、捕食者の存在や気候変動にもかかわらず、これまでなんとか生き延びることができたのだ。われわれは、生物の世界を

通じて適応型複合系システムの規律や振る舞いを理解しようとしている。すなわち、生物の世界から教訓を学び取ろうとしているのである。

適応型複合系システムのモデルとしての生物の世界

進化の原動力は、あちこちに行く、つまり、「さまよう」が語源の「エラー」である。生物の世界で進化をつくり出すエラーとカオスがなければ、人類は誕生しなかっただろう。

では、エラーに基づき、適応した形で進化が起きる際には、どのような法則が働くのだろうか。適応は、生殖および自然選択の二つの場合に起きる。そして、この二つとも遺伝子の伝達が関与している。

遺伝形質は染色体に宿り、有性生殖の場合では、染色体は二セットある。生物の子孫は、誕生するたびに父親由来と母親由来の併せて二セットの染色体を受け継ぐ。つまり、新たに誕生する生物は、二セットの染色体に含まれる二セットの遺伝子を持つのだ。したがって、生物集団レベルでは、同じ遺伝形質が伝達される。それはあたかも世代ごとに持ち札が異なるトランプゲームのようなものだ。多かれ少なかれ幸運な組み合わせや組み換えが数多く可能になる。しかしながら、相変わらず同じトランプゲームである。よって、すべては不変であるかのように見える。もしそうなら、われわれは、いつまでたってもバクテリアだっただろうし、チャールズ・ダーウィンが唱えた生物の世界の進化論は、すべて誤りとなるだろう。進化には、新しさが加わることが必要不可欠なのだ。

遺伝形質は、遺伝コードに従って世代を超えて伝達される。遺伝子は、核酸からなる長い鎖（DNA）の一部である。そこには、二重螺旋を形成するために結合する、A（アデニン）、T（チミン）、C（シトシン）、G（グアニン）の四つのタイプの塩基がある。一つの螺旋に対し、二つめの螺旋が、明確な順序で絡み合っている。一方の螺旋にあるすべてのAという文字は、他方の螺旋にあるTという文字に対応する。また、Gという文字もCという文字に対応する。四つのアルファベット文字である、AとT、CとGという組み合わせがDNAの二重螺旋をつくっている。細胞分裂の際には、二重螺旋は二つに分裂し、このアルファベット文字の連続からなる鎖は、二本とも常にAという文字にはTという文字、Cという文字にはGという文字という組み合わせで、補足部分が再構築される。長い文字の羅列を複写するのに、これほど単純でコード化されたものはないだろう。

とはいうものの、コピー作業は完全ではなく、一〇〇〇文字コピーするたびに一文字の割合でエラーが生じる。このように、遺伝子コードの信頼性は、それほど高くないのだ。優秀な編集作業のおかげで、エラーの九九％は修正されるため、間違いは一〇万文字に一文字の割合になる。

われわれの社会は、一〇万回に一回の割合で発生するエラーであれば「確実性の高いシステム」とみなす。これは民間航空機の安全システムに近い。生物種によって遺伝子の数は異なるが、ヒトの場合、遺伝子の数は三万個である。どの遺伝子も平均して四〇〇個の文字からできあがっている。

よって、ヒトを例に挙げて、DNAの遺伝子を含む部分だけを考えると（DNAの残りの部分もコピーされるが、転写されてタンパク質に翻訳されるわけではない）、どの細胞にも一二〇〇万個の文字のコピーがある。したがって、新たな細胞ができるごとに、平均して一二〇回のエラーが生じる。受精してから卵母細胞あるいは精子がつくられる時までの細胞分裂はごくわずかなので、生物が誕生する際のエラーの数は限定的だ。一般的に、それらのエラーによっても重大な影響は生じない。なぜなら、ゲノムの適応力は、コピーの欠陥による可変性よりもはるかに大きいからだ。DNAの塩基配列の重複、欠失、挿入などの現象により、遺伝形質の多様性は増大する。それらの変化の蓄積、発生、伝達などが、われわれの進化する力となるのである。

しかし、影響が明らかになるのは、ほとんどの場合、不運な欠陥の場合だ。遺伝学者はこれを「遺伝的荷重〔致死遺伝子や不妊遺伝子のような有害な遺伝子の存在は生物にとっては負荷となる〕」と呼んでいる。一方、自分の仲間たちと比較して有利な変化が明らかになることはほとんどない。

可変性が大きければ大きいほど、つまりエラーをたくさん許容できればできるほど、システムはより迅速に進化する。だが、その代償として、より大きな負荷が生じる。便益と負荷のバランスは、理想とする進化速度とシステムとして許容できる危険とのバランスを反映する。すなわち、エラーは、進化と適応、つまり種の保存を促す原動力だが、それは危険をも含んでいるのだ。

自然界は、世代ごとに重くなる負荷を保持しようとはしない。負荷の蓄積を避けるために、便益のあるエラーを保護し、有害なエラーを排除する。こうした選別が自然選択である。自然選択に適応力と負荷の削減能力を付与するには、たった二つのやり方しかない。

一つめは、次世代に不適応な特徴を伝達させないようにすることだ（思春期を迎える前の死、あるいは欠陥を持つ人々の断種）。二つめは、家族の人数に関係するやり方だ（最も適応力の高い者が多くの子孫を残すこと）。どのくらいのエラーを許容できるかによって規定される自由の領域が可変性に多く含まれるほど、迅速な適応が可能になる。だがその場合、生き残り続けるために、さらに強力な「自然選択」が必要になる。

このように、生物の世界および進化の本質に宿るのがエラーなのだ。アクシデントは、生き残りのための対価だ。エラーは非難すべきものではなく、受け入れなくてはならないものなのだ。エラーは、変化する環境においてシステムを進化させるという利点をもつ。エラーがなければ、システムは進化せず、他のシステムの敵意によって消滅してしまう。生命は不均衡な状態にある。つまり、エラーとともにあるのだ。

負荷とイノベーションとの間

生物の世界にならって、生物以外の適応型複合系システムにおいても、（遺伝学者が使う専門用語を用いると）負荷とイノベーションの均衡をはからなければならない。

新しさを取り入れる二つの時期に負荷が生じる。すなわち、新しさを追求する時期と、新しさを活用する時期である。

最適な適応を目指して新しさを追求すると、システムには負荷が生じる。危機時にシステムが緊張した環境に置かれれば置かれるほど、システムは突破口を見つけようとするため、試行錯誤が増え、負荷は増える。

たとえば、新薬開発の場合を考えてみよう。製薬産業は、バイオ革命に乗り遅れてはならないという圧力と同時に、利益率を上げろという財政面からの圧力にさらされているため、明確な論拠を示して研究開発投資を行わなければならない。したがって、製薬産業は、〔明確な論拠を示せない〕新薬発見のための試行錯誤という負荷に耐えられなくなったのである。そこで製薬会社は、自社の研究開発を減らしつつ、利用できそうなベンチャー企業の発見した新薬を買い取っているのだ。ベンチャー企業自体も、国の研究所や大学の研究室での成果を基に立ち上げられたものだ。「利潤を生むこと」を選抜し、「バックグラウンド・ノイズ」とも呼べる（利潤を生まない）負担を学術機関に押し付け、企業の負荷を減らし、ベンチャー企業を「自然選択」というふるいにかけるのだ。生き残るのは、商業的な観点から最も「将来性のある」ベンチャー企業だけである。

基礎研究の後にイノベーションを開発する際も、アクシデントが生じやすい。新たな組織が誕生する時や、対人的やりとりを情報技術によって代替する時など、読者も、ちょっとしたトラブルやインシデントを経験したことがあるだろう。読者は、フランス国鉄（ＳＮＣＦ）がソクラットという情報プログラムを導入した際、発券作業が混乱したのを覚えているだろうか〔フランスで一九九三年にスタートした情報技術を利用した予約・発券システム。利用者の評判はきわめて悪かった）。このプログラムの推進者たちは、知識を総動員して、すべてを予測したはずだったのだが……。

新たなイノベーションを実際に利用すると、有害事象が必ず生じる。それは、たとえ慎重に選んだイノベーションであっても同様だ。既存の方法によって最適に管理しても、有害事象の発生を避けることはできないのだ。

地方自治体の責任者であれば、自転車専用レーンが設置され、交通事故が多発したことをご存知だろう。その原因は、一方通行の道路であっても、自転車はレーンを逆走できるようになったため、交通の流れに変化が生じたからである。

別の例を挙げると、臓器移植について、成功例が数多く語られているが、移植を受ける患者側の移植組織の拒絶反応や、逆に、移植組織の患者に対する反応、その他、患者への負荷を増大させるさまざまな障害のため、臓器移植が失敗することもある。

再生医療の時代がまもなく訪れる。（再生医療技術によって作成された）細胞の移植にがんのリスクがともなうことはよく知られている。なぜなら、移植される細胞は、（充分な量を注入する目的から）細胞を増殖させるために研究室で改変されているからだ。再生医療には、がんのリスク以外にも予期せぬ困難が待ち受けているだろう。

要するに、患者にとって、負荷が大きすぎるのか、あるいは徐々に問題は解決されていくのかは、現実にやってみないとわからないのである。

事前には、どのような技術をもってしても予測困難で、実際に利用してみて初めて明らかになるリスクは、「開発リスク」と呼ばれている。開発リスクの解釈は国によって異なるが、ほとんどのヨーロッパ諸国では、製造業者がこのリスクの責任を負う必要はない。ところで、不測のエラーと共通した特徴をもつ「開発リスク」を、製品が危険であることがわかり、製品が市販されている場合の「フォルト」と混同してはならない。だからこそ、自動車メーカーは欠陥がわかった時点で、不具合があると思われるすべての自動車に対し、リコールを実施するのだ。

フランスでは、すべての製品に開発リスクの考え方の適用が検討されるとはいえ、法律では、生物学的製剤（血液製剤や移植用臓器）は対象外である。それは、科学的理由によるものではなく（複合系の天然産物の未知のリスクを予測することなどできない）、たとえば、輸血センターによる（血液汚染事故による）被害者を補償できるようにするためである。

どのようなガバナンスと権力が望ましいのだろうか

（複雑系システムである）自動車のブレーキペダルを踏むと、自動車は停止する。一方、複合系システムの構造は把握しにくく、その振る舞いは予測できない。複合系システムでは、その定義からして原因と結果との間に直接的なつながりはなく、少なくとも線形的な因果関係は期待できない。

そのうえ、システムを構成する要因間での無数の相互作用により、全体の反応の不確実性は増す。複合系システムは均質ではなく、関係者の不均質性（文化、信念、干渉要因の許容範囲、経済的制約、資源の利用可能性の違い）が内部の不調和に加わるため、結果はさらに予測しにくくなり、エラーが発生するリスクは高まる。

複合系システムは、はたして制御可能なのだろうか。

三つの誘惑

制御に関する一つめの誘惑は、複合系システムの構成メンバーを配下に置きたくなることだ。しかし、複合系システムは、トップダウン方式では管理できない。たとえば、教育担当大臣は授業の再開を命じるが、路上でデモを繰り広げる高校生は、大臣のいうことなどに耳を貸さない。保健担当大臣は国民に対し、インフルエンザ（Ｈ１Ｎ１）に対する予防接種を呼びかけるが、第一線でインフルエンザ対策にあたるはずの看護師でさえ、予防接種を拒否する。

複合系システムでは、命令や、システムのトップによって事前に決定された命令系統である、ミシェル・フーコーが定義したところの監視[2]による効果は期待できないのだ〔管理される者は、常に権力者のまなざしによって監視され、従順であることを強要される〕。それは、たとえば、航空管制官、飛行計画、航路の割り当てなどによる民間機の運航のように、複雑系システムにおいて有効な規制当局による厳密なガバナンスとは大違いなのだ。民間機の運航を自己組織化させてしまおうなどとは、誰も思わないだろう。そうしたシステムが複合系にならないように、つまり複雑系であり続けるように、複雑系システムの関係者は、あらゆる措置を講じているのである。

命令が不明瞭であったり朝令暮改であったりすると、システム全体は混乱する。たとえば、ここ数十年間を振り返ると、病院関係者は、(民間企業のように)医療サービスの提供を増やすように求められ、次に(医療サービスとは関係なく不変の総額予算設定という枠組みによって)医療サービスの提供を縮小させるように指導された。その後、(医療サービスの出来高払い制によって)医療サービスの提供を増やすように誘導された。そしてまもなく病院関係者は、医療サービスの提供を減らすように要求されるだろう(すべての先進国において実施中の医療改革の一つである、かかりつけ医の機能を強化するため)。(朝令暮改に加えて)政府の意図は明確ではない。つまり、現行の医療サービスの価格決定方式は、医療機関を比較し、競争原理の導入によって医療機関のパフォーマンスを向上させるための手段であるのか、あるいは緩和ケア〔根治治療ではなく、苦痛の削減や一時的症状の改善を目的とする医療行為〕について行ったように、政府が推進したい医療サービスを普及させるために報酬面で優遇して誘導する手段なのかといった点について、明確ではないのである[3]。

目的が曖昧な場合や、あるいは変化があまりにも急激な場合、当事者たちは、自分たちを複合系システムの部分だとみなさなくなり、独立した抵抗勢力になる。つまり、弾力性を失い、一般的な枠組みに賛同しなくなるのだ。すると彼らは、秩序や規則に背く態度をとるようになり、自己のもくろみに見合う別の回路を構築するようになる。

先ほど簡単に紹介したフランスの医療制度改革や、教育制度改革（政府が変わるたびに、教育方針、到達目標、履修科目、授業日数が修正される）は、システムを揺さぶり、組織を危機に陥れる。

二つめの誘惑は、共通の目標に向かってうまく行動できるのではないかと考え、外部から複合系システムを操作したくなることだ。だが、これは求めていたものと正反対の結果に終わる場合が多い。

たとえば、医療システムの財源を管理する人々（彼らは医療従事者ではない）は、医療サービスの質に応じて診療報酬を決める仕組みを提案する。だが、そのような仕組みを導入しても、患者の治癒率、死亡率、後遺症の発生率などの臨床面での成果は得られない。

たとえば、イギリスの国民保健サービス（ＮＨＳ）は、開業医が、医療の質に関する基準を満たした場合に診療報酬を大幅に引き上げる（最大二倍まで）政策を打ち出した。ところが、好成績を収める開業医が続出したため、結果として医療費は増えてしまった。詳しく分析してみたところ、改善がみられたのは、基準が設定された医療行為だけだった。しかも、それらの医療行為の質は、すでに改善途上にあったのだ。それとは反対に、基準が設定されなかったその他の多くの医療行為についての取り組みは放置され、それらの質は低下した。なぜなら、それらの医療行為には、指標が導入されなかったため、いくら質を改善しても、開業医には何のメリットもなか

ったからだ。こうした理由から、その政策はイギリスの公衆衛生にむしろ悪影響をおよぼしたのである。(4)

アメリカでは、二〇〇六年から二〇一一年にかけて、先ほどのイギリスの例とは正反対だが、似たようなインセンティブが導入された。回避できたはずの院内感染を引き起こした医療機関に対しては、診療報酬が支払われなくなったのである。だが、この措置を実施しても、特別な影響は生じなかった。この制裁措置による院内感染の減少率は、これを実施した病院でも、実施しなかった病院とほぼ同じだった。(5)

つまり、複合系システムに、ある種の選択的管理の仕組みを導入するのは可能だが、その最終的な効果は予測できないのだ。さらには、その目的が何なのかをはっきりさせなければならない。つまり、経費節減が目的なのか、あるいは、医療事故による死亡、合併症や後遺症の発生率の低下、患者のＱＯＬ（生活の質）の改善など、臨床面での成果を得るのが目的なのかを、明確にさせなければならないのだ。

そのうえ、適応型複合系システムは、各部分の足し合わせではないため、ある部分に対する働きかけにより、他の部分に波紋が生じるかもしれない。たとえば、開業医が提供する医療サービスに、医療の質に応じて診療報酬を決定する方式を導入すれば、開業医以外の医療従事者からもこれと似た方式を導入してほしいという要求が生じたり、医療以外の経済バランスに影響がおよんだり、医師から相手にされない患者がでてきたりするかもしれない。

システムを方向づけようというこうした誘惑に似たものとして、システムを望んだ方向に誘導したくなる誘惑がある。しかし、それは不自然な結果をもたらす。たとえば、足の速い純血種の馬を得るために連続して交配する場合を考えてみよう。たしかに、連続した交配によって、周囲の人々が望む目的に見合った足の速い馬が誕生するが、そのようにして誕生する馬は、きわめて虚弱でもある。純血種の馬が能力を発揮できるのは、速く走る時だけである。純血種の馬がレース中に負傷すると、傷が回復してレースに復帰しても、よい成績は絶対に期待できないため、殺処分されてしまう。というのは、レースに出場することだけが純血種の馬に与えられた唯一の（人為的な）目的であるからだ。われわれは、このようなモデルに基づいて社会を構築すべきではないだろう。

三つめの誘惑は、隣国のまねをしたくなることだ。しかしながら、どの集合体も、内部組織の構造や他の集合体との関係において、独自で唯一無二である。イギリスの国民保健サービス（NHS）の一件からわかるのは、医療システムを改革すべきと考えるある国〔A国、たとえばフランス〕は、隣国〔B国、たとえばイギリス〕がある改革モデルを実行し、その結果、それを断念して、別の国〔C国、たとえばスウェーデン〕のモデルを採用しようとしている時に、まさに隣国〔B国〕が断念した改革モデルを採用してしまうことだ。

スウェーデンやオランダは、患者の医療へのアクセスがよく、不当な死が回避されているとして、フランスの医療制度を世界一だと羨んでいるのに、フランスでは、スウェーデンやオランダのモデルが理想だと語られることがある。(6) 理想のモデルばかりを追いかけるのは、解決策にはならないだろう。状況は常に固有のものであり、そうした状況にうまく適応するためには、独自の組織を育成すべきなのだ。

以上、述べてきたことをまとめると、①組織の上層部から下部組織に指示を出す、押しつけ管理方式（トップダウン）、②上層部あるいは外部からの画一的な管理、③お隣のシステムの模倣という三つの方法は、円滑な仕組みをもつ複雑系の状況であれば適用できる。しかし、これらの従来型ガバナンスや命令管理計画は、適応型複合系システムにおける、明確な工程表のない、混乱をともなう急速な変化には対応できない。

自己組織化するシステム

偶発的な出来ごとが生じると、集合体は思いがけない振る舞いをする。だが驚くべきことに、想定外の出来ごとに遭遇した集合体は、集合体自身でそれらを処理していく。

実際に、複合系システムは、独自の決まりに従って自己組織化する傾向がある。集合体を形成する各部分は自律的になり、それぞれが構成員の能力や洞察力に応じて独立するようになる。これと並行して、集合体としての相乗効果や、各部分の弾力性とチームワークが発揮される。このようにして集合体の各部分の分散した行動は次第に統合され、突如として一致団結した大きなムーブメントにさえなる。

各高等学校や各学級は、かなり自律的であるが、教育システムと相互依存している。病院、医院、診療所などは、医療システムの他の部分と相互依存しながら各々が独自に自己組織化している。

責任という概念は、型にはまった厳格なものではなく、状況に応じて変化する相対的なものであって、絶対的なものではない。それは、システムのどの段階にも存在するのであって、指導者の監視の支配下にあるのではない。

したがって、状況に適した、進化する適応型組織は、組織内部から誕生するのだ。アパレル市場や株式市場には、誤った情報の提供、インサイダー取引、利益相反などに関する基本的なルールを除き、中央制御というものがない。システムは、自己組織化し、適応し、生き延びる。これは（ある意味で適応型複合系システムである）パリ市のスローガンである、「たゆたえど、沈まず」【動乱を乗り越えて進むパリ市を船に見立てた文句】を思い起こさせる。

適応型システムを導く図式や価値の選択は、もちろん重要だ。（先ほど紹介した、フランスの病院管理に関する方針転換の例のように）一貫した方向性がないと、適応型システムでは、集合体の各部分においては当然と思われる態度がぶつかり合ったり、集合体の部分間の均衡が乱れたりして、内紛が生じる。実際に、不確実な局面を迎えると、システム内部の誰もが、自分の解釈こそ正しいと主張するようになる。

対立が激化し、緊張が高まると、システムは危機に陥る。緊張が高まると、エラーはますます危険になる。プレッシャーの下では視野がせまくなりがちである。そのような時、システムに致命的なアクシデントが起こるのを防ぐには、調整が重要である。

たとえば、患者が多臓器不全によって複合的な症状を呈しているとしよう。専門医たちが話し合うことなく、調整役もつくらず、患者の症状に見合った統一した治療方針も立てず、それぞれが独自に治療を行えば、患者の命は危ない。だが、患者がエラーの続発が原因で重篤な状態に陥ったのに、症状が回復すると、（非難する代わりに）しきりに感謝するのは驚きだ。症状が重かった時の記憶よりも、調整役に感謝したい気持ちのほうが強いのだろう。

当初の目的を犠牲にすることにより、すべてが救われる場合もある。腹腔鏡手術（小さな穴をあけ、そこから各種手術器具やモニターに接続されたカメラを搭載したチューブを挿入して行う手術）を行う外科医は、たとえば、大出血への対処が困難であるため、この「小さな傷の手術」を中断し、開腹手術に切り替えることがある。外科医が傷を小さくすることを断念する代わりに、大きなリスクは回避される。これは外科医一人だけの判断であり、外科医はその結果に責任をもつ。

一方、国家レベルの計画や国際的な計画の進捗が思わしくない場合では、計画を立てた指導者たちは、当初の目的を断念しづらい。そうはいっても、イラクやアフガニスタンの場合では、軍隊を撤退させたため、事態の泥沼化は回避された。そうした決定は、世間では、しばしば悪く解釈される。

システムが危機に瀕すると、かつて指導権を握る立場にあった人に目標の設定が託されることがある。彼らには、不確実性を最小限にして、支配力をもつ救済者の役割を担うことが期待される。しかし、国家的な大混乱時に代理的な指導者になっても長続きせず、うまくいかない場合が多い。これがいわゆる「暫定内閣」だ。円滑な組織という、安定した環境で養成されたジェネラリスト型の指導者は、複合系システムの部外者であり、危機に際しては、役に立たないように思われる。

出来ごとの背後には潮流があるので、立て直そうと思っても、しばしば手遅れである。最近の金融危機では、調整役が不在であるなかで、変革しようとする意志と、過去の経験に基づく仕組みを継続しようとする意志が混在した。さらには、システム自体を犠牲にしてまで、この混乱から利益を得ようとする人々も現われた。システムの外部だけでなく内部からも、相反するさまざまな意見が噴出し、また個人の利益が横行するようになると、システムは、とんでもない方向に向かう恐れがある。

第二章　生命は不均衡の中に

アインシュタインは語った。「Life is like a bicycle: to keep balance you must keep moving」。人生は、自転車のようなものだ。バランスを保つには、ペダルをこぎ続けなければならない。そして、止まって倒れてしまうだけでなく、スピードを制御できずに事故を起こすのも危険だ。実際に、適応型複合系システムは、停滞とカオスという、魅惑的でもあり危険でもある両極端の間で、常に進化している。第一章で紹介したように、自己組織化と自己崩壊との境目は、実はそうはっきりしたものではないのだ。

生命は二つの死の狭間にある

システムは、極端な安全体制を敷き、規範やルールを総動員して、想定外のことをすべて排除しようとする。システムは、不都合なことが一切起きないように、つまり、エラーが生じる余地をすべて排除するために、制御され、秩序だった安全で再現可能な状況に置かれる。こうした状況は、事細かな措置を増やした結果だ。

ところが、イノベーションや進化にとって、そのような安定的で非常に秩序だった状態は望ましくないのだ。というのは、改変を試みるすべての行為は、内部規範に抵触するからである。それらの規範により、システムの安全性は非常に高まるが、システムは硬直化し、停滞してしまう。そうなるとシステムは、内部および外部の変化に対応できないだけでなく、それらの変化に気づくことさえできなくなり、適応できなくなる。けれども事故が勃発しない限り、関係者はこのような事態を把握できない。

病院の経営者は、技術進歩を利用して病床数を減らし、外来診療を促進しなければならないのだが、こうした変化にきちんと対処しないと、病院はいずれ辛い改革を迫られるだろう。ところが彼らは、「すべて順調」と思っているようだ。だが、それも大惨事（病院については社会的惨事）が起きるまでの話だ。

停滞あるいは惰性に任せた例をさらに紹介しよう。たとえば、イギリスでは、子供に麻疹の予防接種を受けさせない親が増えたため、大人の間で、時に死亡に至るような重篤な麻疹が流行した。大人になってから麻疹に罹患すると、症状ははるかに重くなる。予防接種を受ける子供の数が減ったのは、麻疹の予防接種によって自閉症になるという、誤った情報が国民の間に広がったからである。多くの国民は、「自分の周りでは、麻疹に罹った人など聞いたこともないのに、なぜ予防接種というリスクを冒さなければならないのか」と考えたのだ。科学者は皆、自閉症の原因は予防接種だという説を明確に否定したが、システムとしては、大人の重篤な麻疹患者が現われるまで、長年にわたって国民の予防接種率が低い状態を放置したのである。イギリスのこの例は、B型肝炎の予防接種が多発性硬化症を引き起こすリスクに関する、フランスの医師たちの躊躇と似ているかもしれない（この予防接種によって、とくに小児において、多発性硬化症が引き起こされることは証明されていない。フランス以外の国では、このリスクはまったく問題にならなかった）。こうした議論により、国民の大多数を感染症から保護する機能が損なわれたのである。B型肝炎ウイルスの感染による致死的な劇症肝炎に罹る患者が実際に身の回りに現われないと、国民は目覚めないのだろう。

複合系システムで適応しないものは、予測できない形で進化するが、それもシステム全体が吹き飛んでしまうような致命的な事故が起きるまでの間だ。そうなるとシステムはカオスに陥る。過去を断ち切り、新たに再出発するためには、しばしばこうした衝撃的な時期を乗り越えなければならないのである。

システムの歩みを、明確かつ自発的で予測可能な論理で理性的に論じることはできない。その歩みは合理的ではないのだ。だが、それは偶然の産物でもない。カオス理論は、方程式の一つの解が次の解の出発点として利用される、非線形の方程式として表わされる。したがって、出発点の条件がどのようなものであっても、無数の反復や組み合わせの後の結果を予測することはできない。だが、非線形方程式にも解法はある。たとえば、子供の精神運動発達は、社会的影響や出会いといった出生時には予測できない偶発的な出来ごとにより規定される。

欠陥の修復が不可能に思える時や、危機が連続して勃発する際には、〔システムの〕当事者自身もしばしば、大変動、革命、極端な発想などに心が傾くことがある。当時者たちは、進化する環境にシステムが不適応であるのを悟り、新たな秩序を望み、システム内部の無秩序によって、自分たちの思いを表現しようとする。しかし、カオスによって新たな秩序が登場するのは、多くの損害が生じた後のことである。カオス寸前の状態では、自壊を防ごうとする改革者（修理人）と、新たな秩序を求める人々の間で、戦いが繰り広げられる。改革は、損害なしに実行できないのである。地中海南部の諸国における革命〔エジプトやチュニジアなどのアラブの春〕を、痛みなしに実現することなどできないのだ。

惰性とカオスは、すべての複合系システムがその長い歩みにおいて遭遇する恐れのある暗礁といえる。産業界では、時代遅れになった製品に頼って経営を続け、市場から消え去った企業が山ほどある。それらの企業は、環境が変化したことも顧みず、自社のそれまでの安定した状態や能力に安住していたのである。

二〇一二年一月一九日に、創業一三〇年を超えるコダック社が倒産した。二〇世紀を代表する企業の一つだったコダック社は、なぜ倒産したのだろうか。この企業は、写真用の白黒フィルムの後にカラー・フィルムも改良し、現像時間の短縮に成功し映画用フィルムを開発した。しかし、デジタル技術の登場には関心を示さず、フィルムと紙という媒体での進化に固執したのである。

われわれは、病院などの既存の医療機関のあり方に執着しているが、同じ間違い（エラーではない）をおかしているのではないだろうか。というのは、国民にとっては、治療を受けられるのなら、どんな機関であってもよいからだ。では、大教室で教授が一方的にしゃべる大学の講義など、フランスにおける教育の古い慣習や仕組みは、どうなのだろうか。

それらとは逆に、金融業などのように、革新的ではあるが、常軌を逸し、致死的な進化をたどった活動もある。それらの活動は制御不能になり、大惨事がいつ起きてもおかしくない状態にある。新たなテクノロジーや不動産のバブルなどが崩壊すれば、金融システム全体が危機に瀕する。それまでの金融危機を振り返れば、金融システムに改善の余地があるのは明白だった。だが、金融システムは、金銭欲と相場の変動によって成り立っているのだ。金融システムにおける避難場所だと考えられていた金融商品は、単なる小屋であり、荒れ狂う濁流に瞬時にして飲み込まれてしまった。金融システムには、カオスが次から次へと押し寄せてくる。

そうはいっても、システムは、常にカオスと隣り合わせの状態にとどまっていなければならないのだ。たしかに、それは戦いの場であり、反応が生じる領域であり、徴候が示されるゾーンである。しかし、そうした状態により、適応力と生命力が得られるのだ。リスクの領域に近づけば近づくほど、システムを進化させるための機会は増える。失敗や自壊を避けながら、危険に近づこうとするのは、誘惑であると同時に挑戦すべきことなのだ。

集合体は、カオスと背中合わせにあるからこそ永続するのだ。集合体は、エラー、アクシデント、成功などを含む、カオスと背中合わせの状態で修羅場をくぐり抜けてきたからこそ、存続するのである。

集合体は、自己を危機に陥れるカオスを避け、変化する危険な環境の前では致死的となる惰性も避ける。つまり、カオスと惰性という二つの死の狭間にある生命は、リスクをとり、エラーを試すことを余儀なくされるのである。

個人は、それら二つの両極端に同じ魅力を感じる。なぜなら、個人も進化する複合系システムだからだ。安全、安定、規範、ルールを望む者がいる一方で、カオス、アクシデント、劇的な死を弄ぶ者がいる。危険なスポーツの愛好者、軍隊をまねた命がけの活動に従事する者、全財産を賭けるギャンブラーなどは、不可逆的な取り組みに恍惚感を味わう。アクシデントの後の新たな展開や、何度でもトライしてより遠くを目指そうとする意欲は、カオスの魅力を物語っている。新たなことを企てる精神は、慎重な精神と革命的な精神の間に宿る。そうした精神は、エラーを受け入れるだけでなく、進化する能力も兼ね備えている。もちろん、われわれ全員がそれらの両極端を目指しているわけではないが、われわれは、慎重に前進しながらも新たなことに挑戦したいと思って暮らしているのだ。

辛い過去、アクシデント、カオスから抜け出すと、システムは状況をうまく制御するために、影響がおよぶ範囲を拡大しようとする。つまり、インターフェースの数を増やそうとするのだ。こうして、システムは以前よりもさらに複合的になる。危機の原因や結果に関する知識を考慮に入れて措置を講じると、システムを構成する要素から自由が減る。相次ぐ金融危機により、さまざまな規則が定められるため、システムはさらに複合化する。だからこそ、金融危機の結末は、さらに不確かで甚大なものになるのだ。

したがって、惰性とカオスの間に宿る適応型複合系システムの前進のためには、システムの部外者からみても矛盾しない、明確な目標をもつことが重要になる。よって、集合体の進展を計測するための指標は、その各部分ではなく、集合体が最終的に目指す結果を念頭においたものでなければならない。目標になるのは、その最終的な結果だけなのだ。それは、さまざまな選択をふるいにかけて、最も利益のある目標を選び出すことである。

本来の指標（最終的な目標・結果の指標）ではなく、その代理となる指標に基づいて目標を定めると、進むべき道を誤ることがある。たとえば、コレステロールの数値（代理指標）を下げるための医薬品は、心筋梗塞に罹るリスク（最終的な目標）とはまったく関係がない。血糖値の低下といった目標を達成しても、循環器疾患の長期的なリスクは変化しない。代理指標として信頼されていたものの中には、目指すべき最終的な結果とは何の関係もないことが明らかになったものがたくさんある。

複数の複合系システムが生み出す不均衡

人類の案内役である自然を眺めると、われわれは、複数の忠実なパートナーとともに進化してきたことがわかる。人類は、パートナーたちによって助けられてきたのだ。われわれは、自分たちだけで進化してきたのではなく、自分たちが体内に住まわせてきたバクテリアや他の生物（ウイルスや酵母）とともに進化してきたのである。われわれは、外界の役立つ部分を自己に取り込み、環境に適応してきたのだ。たとえば、われわれは、自分たちの腸に宿るバクテリアが必要不可欠な物質を供給してくれるおかげで、食べ物を消化できる。このように、われわれとバクテリアは、お互いに協力し合っている。そうはいっても、こうしたパートナー関係は、状況によっては危険をもたらす。とくに、パートナーのうち、あるメンバーの存在の突出は、感染症を引き起こす。研究者によると、炎症などの病気の原因は、われわれが保有する細菌叢にあるという。

自然選択により、ある種の状況では生物同士の共存が可能でも、別の状況では共存できないことがある。たとえば、貧血症を引き起こす赤血球の遺伝子疾患である鎌状赤血球症は、マラリアに耐性をもたらす。このヘモグロビンの異常は、マラリアの有病率が高いアフリカ地域において自然選択された結果だ。逆に、マラリアが撲滅された国々（アメリカやアンティル諸島など）で暮らす人々にとって、鎌状赤血球症は不運でしかない。目標が異なれば、同じエラーであっても、その「価値」は異なるのだ。つまり、エラーは状況に応じて異なる効果を発揮するである。

われわれは、自分たちのエラー、そして他者のエラーとともに生きていかなければならない。

エラーは、どの分野でも発生する。それがいつ起こるのかはわからない。さらには、環境が変化するがゆえに、エラーは頻繁に起きる。エラーが頻発する騒々しい環境は例外ではなく、むしろあたりまえの環境なのである。補完的な共存関係であれば、複数の複合系システムが均衡を保つのはさらに難しくなる。われわれの社会では、金融、教育、医療、通信手段などのシステムが互いに複雑にからみあっている。それらのシステムのうちの一つで混乱（エラー）が発生すると、その影響は、それらすべてのシステムに広がる。

エラーと折り合いをつける

エラーによる有害な影響を減らすには、どうしたらよいのだろうか。いつなんどきエラーが発生しても、システムには、大惨事から自己を保護する独自の手段が備わっている。

第一に、適応型複合系システムの特徴の一つは、いくつもの補完的な回路が存在することだ。大半のエラーは、障害を回避する回路によって補完される。

自然界には、こうした例が見出せる。哺乳類の免疫機能にとって必要不可欠な遺伝子であるIL2（インターロイキン-2）遺伝子をハツカネズミにおいて無効化しても、ハツカネズミは発病することもなく、驚くべきことにそのハツカネズミには何の異変もみられない。同様に、（遺伝子ノックアウトと呼ばれる技法によって）ハツカネズミの他の遺伝子を除去（無効化）しても、何の影響も観察できない、あるいは期待していたほどの効果は得られない。エラーは存在するが、補完的な回路が存在するため、それらの影響はよくわからないのだ。

制御および調整が完全な機能不全に陥る場合よりも、回路をどうにかこうにか作動させる場合のほうが有害である。たとえば、自動車はハンド・ブレーキがなくても確かに動きはするが、その自動車を坂道に駐車するのは危険だ。さらには、ときどき調子が悪くなるブレーキや、ほとんど利かないハンド・ブレーキであれば、もっと危険だ。サイド・ブレーキを引いたから安全だと思って自動車から離れたら、どうなるだろうか……。もし、サイド・ブレーキが利かないとわかっていれば、車が動かないように、駐車する際にギアを入れておけばよいのだ。ある制御がなければ、別のやり方を利用すればよい。制御があっても、その調子が悪ければ、システムは危機に陥る。紹介した「機械」の例だけでなく、悪性疾患の原因を探る際も、これと同様のことがいえる。

第二に、システムの外部世界が常に変化していても、幸いなことに、複合系システムは、変化のたびに危機に陥るわけではない。そこでわれわれは、それらの変化が自分たちにおよぼす影響を（もし、それが可能であれば）テストしてみたくなる。だからこそ、企業は製品を市場で販売する前に、意図的に混乱を生じさせる試験を行って、そこから生じるリスクや利点を評価するのである。

医療などの分野では、実験のおかげで、意図的に発生させた改変の結果を、実際に見ることができる。現実に生体内で起こりうる影響を評価するためには、たくさんのサンプルを集め、多様な要素を考慮し、あらゆる状況下で試さなければならない。それらのサンプルのおかげで、想定外のプラスおよびマイナスの部分的影響が、あらゆるレベルで明らかになる。「よい、あるいはあまりよくない」という総括結果は、集合体全体に対する評価だ。直接的および間接的な被害を避けるために、すべてのインシデントを拾い出して分析する必要がある。

もちろん、どのような影響が生じるのかを常に試験できるわけではない。すべてのシステムは、多かれ少なかれ、アクシデントや欠陥を蓄積しつつ、日々進化するのだ。

第三に、「非常にパフォーマンスの高い複合系システムは、個別のエラーを想定内の出来ごととして扱う。そのようなシステムは、エラーの衝撃を吸収・緩和する」[7]。集合体の一部分に想定外のエラーが発生した場合は、部外者による管理を求めたり、時間をかけた熟慮の末に細かな規範を定めたりするのではなく、建設的かつ機敏に、そして迅速に対応しなければならない。

よって、補完的な予備の回路を何重にも用意し、迅速に対処すれば、エラーによる被害は減少する。エラーが発生すると、そのシステムには、どの程度の適応力と反応力があるのかが判断でき、また補完的回路が備わっているのかがわかる。また、エラーにより、集合体を構成する各部分の対応力は高まる。そしてエラーが生じると、さまざまな可変的な状況において被害を瞬時に修復し、柔軟に対応しなければならないため、イノベーションが次々と登場するようになる。地震が発生した際の耐震構造の建物のように、システムは揺れに持ちこたえるのだ。集合体の各部分の被害は制御され、集合体の各部分は、集合体全体としての堅牢性に寄与するのである。

安全性の向上は重要だが、そのための費用は考慮すべき

先ほど述べたように、さらなる進化を求め、イノベーションの発生率を高めるためには、システムの基盤を固めなければならない。現実には、進化とイノベーションにより、既存のシステムの安全性を向上させなければならない。とはいえ、システムの安全性の向上は、あるレベルを超えると非常に高価になり、新たな規律を追加しても、大した効果が得られなくなる。そうなると、費用対効果は低下する。このような状況では、イノベーションは誕生しない。

医療活動も、社会経済サイクルの進化のルールに従う。すなわち、リスクはあるが、さらなる成功のためにシステムを進化させる時代から、リスク制御の成果が問われる時代を経て、集合体全体が身動きできなくなるほど高い安全性が求められる時代へと至るのだ。そのような時代になると、報道されるほどの大きな事故は、稀にしか起こらなくなる。テクノロジーの急変、すなわち、新たなテクノロジーによって既存のモデルが廃れることによってのみ、この硬直状況から抜け出し、新たな境地に達することができるのだが、それにはリスクがともなう。

たとえば、われわれは腎臓移植によって長生きできるようになった。その費用は、週三回も行わなければならない血液透析（人工腎臓ともいえる）よりも安い。しかし、この医療技術の発展

には紆余曲折があった。これは輸血に関する技術の場合と似ている。献血によって提供されるすべての血液に対し、従来よりもほんの少し性能の高い、だが非常に高価な技術を用いてウイルスチェックを行えば、ウイルス感染によって失われる命を救うことができる。しかし、このウイルスチェックは、非常に高くつく。具体的には救われた命一つ当たりにつき、三〇〇万ユーロもの負担になると推定された。これほど経済的負担が大きいにもかかわらず、フランスではこのウイルスチェックが導入された。これは、合理的判断に基づくものではなく、むしろ政治的な判断だった。

これまでの経験からいえるのは、技術のライフサイクルにおいて、安全策に過剰な追加コストがかかるこうした時期にこそ、より高性能でコストのかからない、それまでとはまったく違ったやり方が登場するはずだ。人工的な、もしくは幹細胞培養技術を用いた血球が完成するのではないかという希望は、間もなく現実になるのではないだろうか。

では、一つの命を救うために、どれだけのコストをかけられるのだろうか。アクシデント、リスク予防、疾患の治療といった事柄に関しては、共同体と個人で、ものの見方が異なる。強制加入の医療保険制度〔国民皆保険制度〕のない先進国では、医療費は個人の生活に大きな影響をおよぼす。たとえば、アメリカにおける自己破産の原因の第一位は、医療費である(8)。

共同体の観点においてもコストには大きなばらつきがある。たとえば、貧血〔発作性夜間ヘモグロビン尿症〕の治療薬ソリリス®〔点滴静注用〕(アレクシオン・ファーマ社)の投薬を続けるには、年間三五万ユーロの費用がかかる。つまり、患者が四〇年ほど治療を続けると、一五〇〇万ユーロほどの費用がかかるのだ。骨髄移植の費用は一〇万ユーロだ。一方、心臓発作のリスクを低減するスタチン製剤の投薬にかかる費用は、国によっては（デンマークとオランダ）年間一人当たり一〇ユーロにすぎない。これらの治療費を互いに比較したり、たとえば公道で交通事故が起きた際の生命損失額などと比較したりすることができるのではないだろうか。航空機や自動車の事故後に、保険会社が負担する補償額は、補償の対象となる個人や状況によってまちまちである。これは、人の命の値段が均一でないことを示している。

システムの安全レベルは、エラーのレベルによって表わすことができる（安全レベルが高いと、エラーはほとんど発生しない）。この安全レベルをどう設定するかによって、人命を一人余分に救うためにシステムに生じる「コスト」が決まる。イノベーションが新たに登場すると、安いコストで安全性を向上させることによって人命を救える。とはいえ、しばらくすると高い安全性の時代になり、一人の命を救うのに法外なコストが発生するようになる。

すでに安全性が非常に高いシステムがある一方で、リスクが高い開発中のシステムもある。こうしたシステムごとの安全性の違いは、すべてのシステムを同じ枠組みに入れようとする、利用可能な財源を効率的に管理しようとする実利主義的な考え方と矛盾する。すなわち、ある目的〔システム〕に利用したお金は、他の目的〔システム〕にはもう利用できない。ならば限られたお金で、より多くの命を救ったほうがよいではないか。これが「機会費用」の考え方だ。

たしかに、一人の命を救うためにどれだけのコストがかかるかという基準で、すべてのシステムを一律に比較することは可能だ。しかし、この方法は、各々のシステムには、独自の進化、適応、発展のレベルがあること、つまり、システムによってリスクのレベルが異なることを無視している。

すべてのシステム（教育、医療、コミュニケーション、運輸）を、実利的な観点から同様に扱うという行為は、システムを危うくする。同様に、集合体（システム）のすべての部分を、実利的な観点から一律に扱う（たとえば、今後臨床試験を必要とする治療法と、すでに確立された治療法とを同じレベルで比較する）というようなことをすれば、（システムにとっての新たなものの）探究はなくなってしまい、システム内部に有害な反応を引き起こしてしまうだろう。

イギリスでは、医療保険の対象となる医薬品の評価について、実利主義的な考え方が採用されている。すべての治療法は、対象がどのような疾患であれ、救われる命当たりの原価を用いて、他の治療法と比較される。たとえば、余命を数ヵ月間延ばす抗がん剤に対する評価は、心疾患向けの医薬品や根治的な外科治療などと比較して、かなり低い。

こうした実利主義的かつ画一的な比較方法は、平等の精神に基づくフランスの考えとは大きく異なる。すなわち、フランスでは、いかにコストがかかろうとも、すべての国民は新たなテクノロジーを享受する権利を有すると考えられているのだ。たとえば、難病に罹患している患者は、（たとえ症状改善の程度がわずかであっても）非常に高価な治療を受けることができる。

とはいえ、テクノロジーの利用をめぐる実利主義と平等主義という二つの考え方は、おそらくいずれ妥協点を見出すだろう。なぜなら、実利主義を掲げて病人を放置することは許されないし、医療費の財源には限りがあるという考えを退けることもできないからだ。

まとめると、安全性に関する経済的な部分（安全性確保のために要する費用という点）は、集合体持続の観点に立てば、補足的な要素にすぎない。システムは、追い詰められ、罠にはまった状態になり、機能不全に陥ることがある。その理由は、最高レベルの安全性を達成したシステムでは、ほんのわずかな修正であっても、法外なコストが発生するからだ。また、こうした段階では、ちょっとしたイノベーションであっても導入をためらう。なぜなら、新たなイノベーションを導入すると、集合体の安全性が低下するかもしれないからだ。われわれの社会では、安全性の低下は許されない。唯一可能な解決策は、テクノロジーの入れ替わりによる「断裂」〔過去のシステムとの断絶〕である。

達成が難しく、維持が不可能な「超安全」という状態

民間航空機や鉄道のように、運行回数一〇〇万回につき一回の事故率のものが「極度に確実」なシステムである。こうした低い事故率は、一〇〇年以上にわたって改善してきた複雑系システム――精密に調整されたマシンのようなもの――のおかげである。先ほど述べたように、医療は、

精密に調整されたマシン（だけ）に基づくのではない。医療は、複雑系ではなく複合系システムなのだ。医療において重大な有害事象が起こる確率は、医療行為一〇〇件当たり一回（一％）から一〇〇〇件当たり一回（〇・一％）の間と推定されている。

もっとも、入院中の患者には、複数の医療行為が行われるので、その確率はもっと高くなる。たとえば、入院中の患者の七％近くに、深刻な有害事象が発生している計算になり、そのうちの一％は、生死にかかわる重大な有害事象である（医療事故に関するフランス全国調査：ＥＮＥＩＳ）[9]。この数値は、五年後に実施された全国調査においても変化がなかった。ここ一〇年来、すべての先進国では、医療における有害事象の発生率に変化は見られない。

本書の冒頭で紹介した、諸外国の私の同僚たちを悩ませていた問題を思い出してほしい。医療における有害事象の発生率の低下には、限界があるのだろうか。現在、医療安全の分野の世界の権威は、その事実に当惑している。医療安全分野で国際的に著名な研究者たちは共同で、そうした現状を詳述する次のような内容の記事を発表した。

「ここ一〇年来、医療の安全性を高めるために尽力してきたが、改善に向けた進展速度は、もどかしくなるほど遅い[10]」

このような限界は、イノベーションが次々と登場するからだろうか。つまり、安全性の高い従来の医療行為に替わって、安全性の低い新たな医療行為が登場するため、その平均値は変化しないということなのだろうか。実際に、医学ではイノベーション（医薬品、生物学的試験、外科治療）が登場しても、すぐに次のイノベーションに取って替わられるのが一般的だ。したがって、医療は常にリスク領域にとどまる。あるリスクを減らしても（例：院内感染の発生率）、別のリスクが高まるので（例：医師による処方から患者への配薬までの医薬品の流れの欠陥）、リスクの合計は変わらない、ということなのだろうか。

すべてのイノベーションには、学習、実践、適切な対応など、「熟練」という人的要因（ヒューマン・ファクター）が介在する。効果的な治療法がないという理由から、急速な進化が強く求められるほど、システムはより多くのイノベーションを内包しなければならず、より高いリスクを受け入れることになる。こうした事情は、分野によってリスクが異なるという事実を、如実に物語っているのではないだろうか。

しかしながら、確実性がきわめて高い複雑系システムも限界の問題に直面している。たとえば、民間航空機の事故率は、二〇年来、一〇〇万回の運航につき一回の割合で変化がない。その理由は何なのだろうか。

初期兆候という難問

非常に安全な集合体には、深刻な出来ごとがほとんど起こらないという特徴がある。なぜなら、それまでの相次ぐエラーによって、数々の修正が行われ、ほぼ限界まで安全性が高められたからだ。そうはいっても、アクシデントが起きるや否や、超安全という評判は見直される。たとえば、次のような問いが生じる。不測の事態だというが、本当は予測できたのではないか。アクシデントが起きたのは、システムのどこかに不具合があったからではないか。あるいは誤った情報に基づき、人間が不適切な対応をしたからではないのか。

すべての出来ごとを研究すると、わずかであってもリスクが存在することを示す、初期兆候が見つかる【解題一八〇ページを参照のこと】。事故を検証すると、それらの初期兆候がきわめて特殊な状況に置かれ、積み重なり、予想もしなかった回路を通じてアクシデントを引き起こしたのかがわかる。そうしたアクシデント発生につながる一連の事象のつながりは予見できたのだろうか。それらの初期兆候の一覧表をつくれば、実際に発生したアクシデント以外の例につながる、危険な組み合わせを想像できるのだろうか。

航空機の分野などでは、初期兆候は、エラーが見つかるたびに修正されるので、存在さえしない。あるいは初期兆候があまりにも軽微なため、記録に残らない。これが極度に高い安全性にまつわる困難であり、きわめて確実なシステムを扱う専門家が抱えるジレンマである。新聞の一面に掲載されるほどの想定外で予測不能なアクシデントが発生して初めて、機械、人的要因、環境、情報回路などの不適当なつながりが明らかになるのだ。このため、機械だけでは一〇億分の一の安全性を達成したのに、複雑系システムあるいは複合系システムの閉じた構成部分については（絶対的？）限界値が一〇〇万分の一（10^{-6}）と安全性が下がってしまうのだ。だがエラーにより、たとえ軽微な危険であっても、システムの機能不全や、脆い結合部分が明らかになる。これらの障害を修正すれば、たとえ完全にゼロにはできなくても、アクシデントの発生率を下げることができる。

したがって、われわれの安全確保に向けた取り組みには、おそらく超えることができないと思われる限界が存在する。この点は、また後ほど述べる。物質的な安全性を向上させ、そして作業に関するプロトコールやチェックリストを用いて安全性を向上させても、リスクゼロは達成できないのである。

三つのパラドックス

一つめのパラドックスは、適応型システムが極度に安全な状態にあると、適応しなくなることだ。きわめて高度な安全性を得るためには、システムの部分（インターフェースがほとんどない閉じた部分）を隔離して、複合系の状態から複雑系の状態へと移行させなければならない。

医療の中でも、たとえば、輸血、麻酔、放射線治療など、非常に安全性の高い分野が存在する。これらの分野の事故率は、われわれの社会における極度に安全な分野の事故率と同じ推定範囲に収まる。そのような高い安全性を得るためには、システムの回路や構成要素を均質化および規格化させながら、散逸、すなわち可変性を低減させなければならない。そのためには、航空機や鉄道などでは、一〇〇年近くの期間が必要だった。そして他の分野との相互作用やインターフェースを制限し、回路や構成要素を分野内に制限することで、「散逸構造」（複雑系研究の先駆者の一人であるイリヤ・プリゴジン〔一九七七年にノーベル化学賞を受賞〕が用いた表現）を、複合性が失われた比較的閉じた構造に変えなければならなかった〔不均衡な状態ではあるものの、自己組織化によって秩序が生じる散逸構造から複合性を排除して、インターフェースがほとんどない閉じた構造（複雑系システム）に変える〕。

だがそうすると、進化が途絶えるため、それらの分野は適応できなくなる。危険なイノベーションの導入を拒否するため、システム自体が次第に適応できなくなるのだ。ところが逆説的なことに、徐々に発展しつつあるイノベーションは、常により安全な基盤においてしか構築できないし、また構築すべきではないのだ。

二つめのパラドックスは、安全性が向上すればするほど、安全を管理するための情報が不足することだ。つまり、安全を確保するための情報や警戒をもたらす兆候が消えてしまうのである。集合体の安全管理の目的で、エラーを減らすためのあらゆる対策が講じられる。だが、システムの変動やシステムから生じるエラーは情報源なのだ。非常に高い安全レベルに近づいたシステムでは、「制御のパラドックス」と呼ばれるこうした現象が明白になる。

三つめのパラドックスは、システムが複合化すればするほど、システムを修復するためにエラーが必要不可欠になることだ。だが、エラーは補われ、隠されてしまう。これは「視界のパラドックス」と呼ばれている。先ほど述べたように、複合化があるレベルにまで達すると、エラーは他の回路や部分によって補われるため、インシデントが発生するリスクは減る。したがって、複合系システムでは欠陥は隠されてしまい、なかなか解消されない。たしかに、そうした補完戦略は、「天然ショック・アブソーバー」として役立つ。つまり、システムは、変化する環境において進化するために生じる、インシデントやアクシデントの過剰な制約や負荷から解放される。システムが多様な要素から構成されていれば、システムが相次ぐ攻撃にさらされても、システムが消滅するリスクは軽減される。というのは、システムの一部が抵抗し、新たな支脈がつくり出されるからだ。多様性は、生物種のサバイバルだけでなく、すべての適応型複合系システムにとっても重要な資産なのだ。

均質性、システムを硬直化させる厳格な規則、安定性、画一性、役割分担（各部分がそれぞれの使命をもち、一つの行動に二つの部分が対応することはない）、閉鎖性などは、戦闘時には有用な行動様式であっても、システムが滅びる兆しでもある。なぜなら、システムが生き延びるためには、周囲の環境に適応しなければならないからだ。

システムの均一性は、エネルギーを節約し、混乱を解消することで威力を発揮する。一方、システムの多様性は、変化する環境への対応を可能にすることで、システムのサバイバルを確約する。均質的あるいは硬直的なシステムは、環境が変化すると破壊されてしまう。逆に、弾力的で多様性に富むシステムであれば、逆境から抜け出せる。すなわち、ラ・フォンテーヌの「樫の木は、嵐がきても傲慢にも頭を垂れず、ついには根こそぎ倒れてしまうが、葦はしなやかにたわんで、折れることがない」という寓話は、適応型複合系システムに見事に当てはまる。

多様性は、敵対する、そして、常に変化する環境による破壊にあらがう手段なのだ。それとは逆に、明確な（変化しない）敵に対峙する際には、均一性が威力を発揮する。最適なシステムのあり方は、状況によって異なるのである。

第三章　エラーは成功のもと

進化するときに発生するエラーは、適応の伴侶であるだけでなく、相次ぐイノベーションや発見による変革の源泉でもある。エラーは暗中模索しながら進むわれわれの姿を映し出す。私たちは、ともすると過去に執着しがちだが、エラーは未来と戯れ、われわれの目を眼前の未開の地に対して見開かせてくれる。エラーが起きるからこそ、われわれは未来に向かって、それまで考えもしなかった跳躍を探求しようとするのだ。エラーを活用するのは人類の常である。そういう意味で、人間のすることにエラーはつきものなのである。

理解するための道具としてのエラー

一路西を目指した一六世紀の船乗りたちは、インド大陸に到達したと思った。ところが何と、彼らはアメリカ大陸を発見したのである。

人体のエラー、つまり病気を描写（理解）することにより、健常な状態についての理解が深まり、生理学が誕生した。遺伝子疾患を描写することにより、原因となる遺伝子が発見された。さらには、遺伝子の機能メカニズムが解明された。そして、正常な遺伝子のメカニズムと、欠陥のある遺伝子のメカニズムから、遺伝子の修復を試みる遺伝子操作が行われるようになった。「描写─理解─修復」というサイクルは、医学や生物学を研究する者たち全員が苦労して歩む道のりである。

（たとえば、インスリンや甲状腺ホルモンなどの）欠陥のある分子を代替する医薬品は、自然のエラーのおかげで得ることができた知識の産物だ。これをさらに進化させると、たとえば、ホルモンを抑制したり、白血球あるいは赤血球の産生を促したり（有名なエリスロポエチン〔赤血球の産生を刺激するホルモン〕）というような、化学反応を抑制あるいは刺激する治療になる。よく例に挙げられるのは、慢性白血病（慢性骨髄性白血病）の治療である。この治療により、細胞増殖を開始させるシグナルが阻害され、悪性細胞の増殖が止まる（商品名はグリベック®）。

もちろん、すべてが「操作可能」なのではない。プレートテクトニクスや津波のメカニズムがわかっても、自然災害の発生は不可避である。

自然に関する知識は、その欠陥を通じて得られる。適応型複合系システムにおいても、エラーを通じてシステムが不調に陥る原因が見つけ出される。自然発生的な出来ごとはエラーとみなされるが、それらのエラーによってこそ、システムの探求に新たな道筋が切り開かれるのだ。操作は、先験的あるいは事前に（自然科学と行政では、用いる表現が異なる）ではなく、後験的あるいは事後にしか行なうことができない。そして、これこそが科学研究の進め方なのだ。機械や工場の作業場あるいは工場の新設など、すべての複雑系システムにおいて、操作（あるいは、要素の交換）の影響は予見できる（「先験的」）。これとは逆に、複合系システムの場合、実験によってしか、影響はわからない（「後験的」）。

複合系システムにおける実験の重要性はすでに述べた。組織変革に取り組む前には、システムの安全性を向上させなければならない。それは、有害な影響を生じさせないためである。その場合、（集合体全体を反映するような）複数の異質の要素からなる大規模な集合体でテストする必要がある。

こうした影響の発見を目的としたテストの場合、影響の原因を絞り込みやすくするために、ある一つの特性を除いてすべてが制御された均質な状態でなければならない。システムの組織内において、干渉つまりエラーを引き起こし、その反応を検証し、（エラーが生じた状況を基に）回路の正常な状態を推測するのだ。

このことからもわかるように、自然発生的なものであっても、人工的な操作によるものであっても、エラーを利用する実験は、知識、つまり発見のための道具なのである。

イノベーションの原動力としてのエラー

イノベーションによって登場する新製品や新たな手法は、生活に進歩をもたらす。羊飼いが熟成したチーズに青かびが生えているのを見た時の驚きを想像してほしい。この羊飼いが、青かびだらけのチーズを捨てるのではなく、試食したからこそロックフォール・チーズが誕生したのである〔このブルーチーズは、フランス南部の同名の村の洞窟に、羊飼いが、たまたま置き忘れたチーズに、青かびが付着したために誕生したという〕。

一九二八年には、同様の驚きが、シャーレ（バクテリアを培養するために用いる平皿）に培養物を置き忘れたアレクサンダー・フレミングを襲った。休暇から戻ると、そこには細菌のコロニーから離れてカビ（菌類）が生えていた。コンタミネーション〔本来混入すべきでない物質が混入すること〕したシャーレを捨てなかったフレミングは、この菌類、すなわちペニシリンがバクテリアを殺したのだと理解した。これが抗生物質の発見につながったのである。

このように「エラーによって誕生した」イノベーションは、枚挙にいとまがない（身近なところでは、タルト・タタン〔伝統的なアップルパイをつくろうとしたホテル「タタン」のシェフが、リンゴを炒めすぎて偶然にできあがったフランス菓子〕やポスト・イット〔アメリカの化学メーカーが強力な接着剤を開発中に、たまたま弱い接着剤ができてしまい、その用途に困った社員が、付箋に利用することを思いついた〕がある）。発見の源泉がいつもエラーにあるのなら、思いがけない結果に価値を見出し、想定外のことを排除しなかったのは、賢明だったというべきだろう。失敗が転じて有用なものになるのは、誰だって知っている。

次に、私が関与した個人的な例を紹介する。急性白血病に罹った女性がいた。疾患が急速に増悪していた時期だったためか、彼女にあらゆる治療を施したが、何の効果も見られなかった。真菌感染が全身に広がり、彼女は瀕死の状態だった。彼女が人生の最期を家族のもとで過ごせるように、退院の手はずが整えられた。彼女はブルターニュ地方に住んでいたが、彼女の子供たちは、フランスのあちこちの別の地方で暮らしていた。

子供たちが存命中の彼女に会えるように、私は急性白血病に効果のあるAra-C〔キロサイド〕Ⓡを、副作用を避けるためにごく少量処方した（通常処方する二〇分の一の量）。私は、この治療が彼女の症状に一過性の効果をもたらすのを期待した。つまり、副作用を引き起こすことなく、わずかな時間であっても、子供たちとともに穏やかに過ごせるようにという配慮だった。私は、彼女の主治医に手紙を書き、医学的というよりは人間的な思いやりから少量のAra-CⓇを処方した経緯を説明し、家族が集まる日まで、朝と夕方に皮下注射を行ってはどうかと提案した。

ところが驚いたことにその三ヵ月後、彼女が私の診察室に現われたのである。彼女はとても体調がよさそうだった。血液検査の結果は良好で、白血病の症状はなくなっていた。主治医の手紙によると、主治医は、私が推奨した治療方針に従ったという。私は半信半疑だったが、主治医の説明を信じたい気持ちだった。さらに驚いたことに、彼女の病状は日増しに回復し、三ヵ月後には完全に正常に戻った。

大量化学療法とは根本的に異なるこの治療法により、悪性疾患の治療に新たな道筋が切り開かれたのだ。つまり、がん細胞をいきなり破壊するのではなく、悪性細胞を徐々に正常化させるのだ。がん細胞であっても正常化する能力があり、われわれはがん細胞を「再教育」できるのだ。これは、それまでの医学の常識に反する革命的な発見だった。現在では多くの白血病に対して、こうした「修復型」医薬品による治療が行われている。

エラーの利点が明らかになれば、成功は他の分野でも応用可能だ。つまり、システムの他の区域にも広げていけるのだ。

まとめると、われわれはエラーによって進歩の源泉である発見やイノベーションにたどり着く。しかしながら、テクノロジーの飛躍があるたびに、世の中はさらに複合化し、不確実になることを忘れてはならない。製品自体が危険になるため、規則や倫理的な決まりを定めなければならなくなる。火や原子力など、イノベーションは破壊行為や悪事のためにも利用できるのだ。新たな技術が生命やその均衡に関するものであれば、超えてはいけない限界という問題が生じる。死の定義を変えた臓器移植（死の定義は、心臓死から脳死へと変わった）、遺伝子組み換え生物の利用（多くの患者のために、遺伝子組み換え技術を用いた注射用製剤が製造されている）、ヒト胚の活用（不妊治療、疾患に関する研究の進展、あるいはクローン人間を製造しようという試み）、尊厳死あるいは積極的安楽死や自殺幇助《ほうじょ》、そしてまもなく人間改造（超人を目指す人体の改造）などについては、激しい論争がある。進歩と倫理は切り離せないのだ。

聖書に記されているように、生命の木と善悪の知識の木は、離れたところに植わっているのではない。このことについては、本書の終わりで、また触れる。

工学のマインドと発見の精神

これまでに紹介した区分を再び持ち出すならば、制御された複雑系の集合体と、進化する複合系の集合体との違いは、工学のマインドと発見の精神との違いによって表現することができる。「工学の世界」は、複雑系システムのものだ。ダムやミヨー橋（二〇〇四年に開通したフランス南部の都市ミヨー近郊にある世界一高い斜張橋）の建設、飛行機の製造、エッフェル塔の建設などは、人間が行ったものであり、それらの工期、コスト、必要な手立てなどは予測できる。安全性についても計算可能であり、それは超確実という限界に近づかなければならない。「ルールを知らなかった」は犯罪であり、自由は一切認められず、行動は規範に基づく。

これとは反対に、「発見の世界」は複合系システムに近いか、少なくともそれは複合領域を探求する。必要な時間、資金、手段などは、予測できない。発見は、しばしばエラーと背中合わせである。臓器移植などのように、最初に行われる試みは「実験」と呼ばれることもある。こうした試みにはリスクがあるのだ。医学の研究は、（未知の）リスクと期待される便益を見つけ出そうとする。治療法の進化にリスクはつきものなのだ。

したがって、工学のマインドは発見の精神とは対照的なのだ。工学のマインドは、状況を完璧に制御しようとする。不測の事態が大惨事の原因になるからだ。円滑に機能するマシンを操作する際、想定外は許容されない。送電線が切断されたり、家が崩壊したりするようなことは、あってはならないのだ。「標準的な」外科治療が目指すのは、この類いのものである。現在、外科医は手術前に、画像診断をはじめとする、さまざまな準備を入念に行う。そのため、手術は「日帰り」（患者は手術後、入院せずに帰宅する）で行われるようになってきた（アメリカでは、手術の八〇％は「日帰り」で実施される）。こうしたことが可能なのは、合併症を事前に把握したり、痛みを制御したりすることができるようになったからである。[11]（新たな）医薬品の効果をよりよく知るための臨床試験では、市販前に医薬品のリスクと便益の関係を評価しようとする。

これとは逆に、発見の精神は自由であり、新たなコンセプト（例、抗生物質の発見）や新たな道具（例、顕微鏡）によって得られた新たな自由の領域は、創造とイノベーションの源泉である。この自由の領域は、しばしばエラーによってもたらされる。

発見者には時間の制約はない。発見者は、いつ発見できるのか自分でもわからないし、何を発見するのかさえ自分でも見当がつかない。しかし、発見者は思いがけないことに対し、常に好奇心旺盛であり、誰も歩まない道を選ぼうとする心構えをもっている。なぜなら、発見の精神は常にこれまで以上のものを試み、「当たり障りのない態度」（プロジェクトを評価する側にとっての正しい態度）をあえて隅に追いやり、エラーの出現を促し、斬新な試みを実行しようとするからだ。発見は前触れもなく訪れる。発見の時期、コスト、影響などは、誰にもわからない。結果が予期せぬものであればあるほど、それが大発見である確率は高まる。研究は計画できないのだ。結果を出す目的から、実験手順にはさまざまな要素が盛り込まれることが多い。しかし実際には、しばしば期待していなかった結果が得られる。自然科学の実験における思わぬ結果により、自然界における新たな法則や、これまでにない領域など、新たなパラダイムが見つかる。これこそがまたとない瞬間なのである。ノーベル賞を受賞した医学生理学や物理学の研究を振り返ると、思わぬ出来ごと、つまりエラーの中の発見をしっかりと認識し、それを分析したという功績によるものであるのがわかる。ノーベル賞受賞者たちは、「エラー」を解読できたのだ。

一九〇二年七月、家事を終えたマリ・キュリーは、実験室として使っていた倉庫に戻った。彼女は、試験管が昼間では見えなかった青色の光を放っているのに気づいた。彼女は、この不思議な現象を確認しただけにはとどまらなかった。彼女は、その燐光は自分が分離精製した物質である塩化ラジウムからのものであることを証明したのである。それは化学反応によるものではなく、試験管の中にある物質の特性だったのだ。夫ピエールは、この燐光を発する物質に長く触れると、皮膚がただれることに気づいた。この物質は、放射線を放出していたのである。このようにして放射能という、それまでまったく知られていなかった現象が発見されたのである。

第一部のモメンタム（契機）

モメンタム（契機）とは、これまでの段階を総括するとともに、次の段階に向けて勢いをつける時点をいう。

進化するシステムは、惰性とカオスの狭間の不均衡な状態、つまりカオスと隣あわせの状態で生存を維持している。生物の世界は、生命の維持には不均衡が必要であることをわれわれに示している。

変化する環境の中で進化する複合系システムにとって、エラーは、システムを維持するために必要不可欠なのだ。すなわち、システム内部および環境との無数のインターフェースから生じるエラーこそが新たな回路をつくるのだ。エラーにより、進化をもたらす改善が生じるが、また、システムを危機に陥れるアクシデントも発生する。

エラーが生む欠陥は、システムの負荷を増やす。一方で、エラーはシステムに適応力をもたらし、その適応力によってシステムは進化する。したがって、負荷を制御し、予見されるリスクを最小化させる必要がある。ところが、きわめて高い安全レベルに達すると、システムは硬直化して惰性に陥り、適応力を失うため、大きな変化に対応できなくなる。また、そうしたシステムの安全性をさらに高めようとすると、法外なコストが発生する。したがって、エラーが生み出す弾力性――生命の原動力――と、規範にしばられた安定性――これは環境の変化という致命的攻撃に対する無防備を意味する――との間には、バランスが存在するのだ。

損害を回避しながらも進化するために、われわれはエラーとどのようにつきあっていけばよいのだろうか。

第二部　エラーが原因で発生するアクシデントを防ぐ

進化、生命、進歩の過程で生じる「負荷」を軽減するのが、われわれの務めだ。エラーが起こってしまった後には、エラーの原因を分析することにより、エラーの再発防止に努めなければならない。また、予測という取り組みにより、アクシデントの出現を未然に防がなければならない。

第四章　アクシデントの再発を防ぐために

　イノベーションは、システムの基盤をつくる。この基盤は次第に強固になる。たとえば、新たなエネルギー源の開発、コミュニケーション手段の陸空を問わない発達、宇宙探索、際限のない情報化、さまざまな複合要因による平均寿命の延びなど、まったく新たなテクノロジーがこれまでにないペースで出現し、われわれの時代は急激に変化している。深刻なイベントが発生した際には、これを制御できない、あるいは補完できないと、イノベーションは厳しい批判を受ける。原子力エネルギーというイノベーションにとって、二〇一一年の東北地方太平洋沖地震にともなう津波〔による福島原子力発電所の事故〕がそうした例である。

　有害事象の再発防止に努力を惜しまないことでは、皆一致する。しかし、想定外の出来ごとに直面した際の対応については、制裁に重きをおくか、システムの不具合の修復に重きをおくかで、二通りに分かれる。前者は責任者を犯人として追求し、後者は不具合の原因を探し出そうとする。

前者は、〔正と反との対立に着目し〕論争術的、後者は、〔筋道に着目し〕論理的ともいえる。以下、この二つの対応がまったく異なることを紹介する。

責任者、犯人

「再発防止」のための最も明快な手段は、犯人が新たに害をおよぼすことができないようにすることだ。制裁は二重の効果をもつ。すなわち、（原則的には、もし可能なら）犯人に損害を償わせること、そして、犯人あるいはまた別の人が同じ過ちを繰り返さないようにすることの二つだ。つまり、処罰には〔有害事象の〕結果の弁償、そして、〔有害事象の〕当事者（だと思われる人）に対する措置の二つの意味がある。

悪意ある過ちの場合、とくにそれが繰り返されるのであれば（犯罪行為は繰り返される傾向がある）、そこには明らかな原因があり、歴然たる犯人が存在する。たとえば、ノルウェー〔オスロ近郊のウトヤ島〕で、野外の政治集会で大勢の若者が殺害された事件や、アメリカで映画『バットマン』の新作を観ていた若者たちが殺害された事件では、犯人はすぐに捕まり、投獄された。

次に、より頻繁に起こる状況について考えてみよう。それは複合系の組織で、予想外のアクシデントが起こる場合だ。最初の反応は、犯人あるいは責任者を見つけ出そうとすることである。「その人物」は断罪され、大惨事の損害を償わなければならない。しかし、「その人物」とは一体誰なのだろうか。犯人は、機能不全が錯綜したシステムそのものかもしれない。自発的な当事者というよりも、むしろ単なる目撃者として深刻な事態に遭遇した「事件の張本人」は、自らの行為を繰り返そうなどとは思わないだろう。なぜなら、その人物は、深刻な事態を引き起こそうとしたわけではないし、自身の行為が引き起こした深刻な結果に、その人物自身も苛まれているからだ。

その人物の意図に反して、どうして、深刻な事態が発生してしまったのだろうか。ある麻酔科の権威は、かつて自分の同僚の一人が全力を尽くし、患者のためによかれと思って行なったことが致命的な結果をもたらし、その同僚が狼狽している姿を目の当たりにした。そのとき彼は、次のように語ったという。

「医師であれば、誰でも自分の心の中に秘密の墓場を持つ」

この言葉は、たとえよかれと思って行なっても、有害事象は起き得るという「宿命」を、簡潔に表現している。

そうはいっても、システムのエラーから生じる出来ごとに「責任がある」として、多くの人々が毎日のように断罪されている。けれども、彼らは損害を引き起こそうと思って行動したのではない。さらには、リスクがあることさえ意識していなかったのだ。なぜなら、そのリスクは知られていなかったのだから。

スケープゴートを見つけ出そうという誘惑

犯人探しが行なわれるのは、一つには、贖罪の意味からスケープゴートを追放するためであり（古代イスラエルのレビ記の一六章に記されている宗教行事の、雄山羊《ゴート》の砂漠への放逐のように）、もう一つには、アクシデント発生時に運悪く現場にいた者を見せしめとして罰しようとするためだ。アクシデントの目撃者にとって、これは「通りすがり」だったのにもかかわらず、出来ごとの「責任をとらされる」ことに等しい。事件の被害者や、そうした人物を取り調べる司法当局からも、似たような印象を受けることがある。

つまり、制裁を加えるべき犯人を捜し出すことが儀式になるのだ。というのは、「犯人が見つかった」と世論に示さなければならないからだ。世論は、起訴猶予処分には納得しない。多くの被害者が出たのに、「犯人」、つまりスケープゴートがいないとなれば、被害者の家族、弁護団、メディアは異議を唱える。ローマ時代から世の声は、刑事裁判所において誰かが裁かれ、収監されるのを望む。現代においても、さらし者の刑は存在するのだ。

トゥールーズのラングイユ病院で起こった放射線治療における大量被ばく事故について二〇一一年七月に出された評決は、「《犯人》は存在しないため、刑事告訴せず」という内容だった。だが、被害者とその家族はラジオ番組において、「妥当な補償金が支払われたのは認めるが、この評決には到底納得できない」と語った。別の例としては、悲惨なことに成長ホルモン製剤がプリオンにより汚染されていた件について、「犯人」は見つからなかったという判決が下された際、被害者の家族が激しく抗議したことが挙げられる。

進化した社会は、さまざまな事情を考慮することを学ばなければならないはずだ。それにもかかわらず、なぜ怒りの矛先が人間に向かうのだろうか。刑事裁判では、容疑者が被害者の前に引っ張り出される。容疑者が存在しないと、被害者の名誉が回復される過程において物足りなさが感じられるのだろうか。これは、正義の論理に裏打ちされた反応というよりも、人間の本能に基づく野蛮な反応なのではないだろうか。

各人が自分だけの物語や主観的な筋道をつくって、喪に服したいという気持ちはわかる。しかし、アクシデントの再発を防ぐには、しばしば多様で交錯しているアクシデントの原因を、客観的に探すことのほうが重要なのではないか。

負荷を背負い、苦しみに耐える

関係ないように見えるが、原因の追究と（被害者やその家族の）喪の儀式のサポートには、つながりがある。本書の第一部で言及したように、被害者の存在は、複合系システムにつきものの負荷といえる。彼らは心身ともに苦しむ。

生命は不均衡の中に宿っているという事実を思い起こしてほしい。負荷は生命の一部である。負荷を背負っている人々に、われわれは感謝しなければならない。というのは、苦しみや脆さなどの負荷（われわれ全員が脆さをもっている）は、それがもたらす苦しみによって、生物の世界における進化だけでなく、人類にとっての進歩ももたらすからだ。

脆弱性は、われわれの他者に対する視点や、他者との関係、そして他者への尊敬の念を変化させる。苦しみに相対したときの人間性にこそ、人間の真価が発揮される。二〇世紀における偏った政治判断による悲惨な出来ごとが如実に示したように、脆弱性を体験してこそ進歩する人類は、弱者を切り捨てると退化する。他者に対する同情や拒否ではなく、現実的で力強い人間関係を構築することが重要なのだ。

私は、悪性疾患に罹患し、長期にわたるつらい治療を受けるために入院してくる患者と、最初に次のような会話を交わすことにしていた。

「あなたの治療のために、そしてあなたの苦痛を最小限に抑えるために、私は自分の持っているすべての知識を提供するつもりです。あなたはきっとこの孤独な試練から、人間の価値を悟るでしょう。その時は、あなたが私にその叡智を授けてください」

すべてをはぎ取られ、身につけるものはパジャマしかなくなった患者は、数週間にわたって無菌室に閉じ込められる。患者を励ましに面会に来る近親者は、ガウン、帽子、マスク、手袋の着用を義務づけられ、患者に近寄ることはできない。患者はこの無力な環境の中で力を見出す。苦悩に満ちた試練により、些細な心配ごとや取るに足らない享楽を超えた境地に達し、日々の雑事から抜け出す。彼らはより豊かな人間性を養うのだ。

私は、患者たちが厳しくつらい、そして自分の脆さに向き合う歩みの中で悟るこうした叡智を知ろうと努めてきた。患者たちは、他者との豊かなつながりに基づく人間の根本的価値を私に教えてくれた。われわれには他者が必要であり、全員がそれぞれの立場で他者とつながっているのだ。

そのような観点から考えると、被害者の「人間としての修復」〔システムの犠牲者である被害者に対して、十分な補償をすること〕は、システムを修復することでもある。われわれは被害者の傷の手当てをするだけでなく、システムの欠陥を修復し、その回路を復旧させなければならないのだ。

そこでまず、誰に対して思いやりを示し、誰に対して償うべきなのか（そもそも、被害者は誰なのか）という被害者の立場を考え、次にシステムに不具合が生じた原因をみつけてシステムを修復するための調査を行う調査官の立場を考察してみよう。

人に対する補償

システムの不具合が原因で、四肢の切断や死亡といった深刻な被害が生じた場合、われわれは、被害者やその家族がそれらを受け入れられるよう支援しなければならない。具体例としては、思いやりの気持ちをもって接すること、そして、補償をすることである。

思いやり

アクシデント発生後の人間関係で肝心なのは共感である。死亡、試験の失敗、自動車事故による大怪我などの悪いニュースを、関わりが深く、それによって悲しむことがわかっている人に告げるのは困難なことであり、気遣いを要する。誰でもそのような経験はあるだろう。生命にかかわる悪性疾患が見つかった場合や、余命が短いと思われる場合など、こうした診断を告げるのは、医師にとっては毎回試練である。このような告知は、一気に語るべきなのだろうか、あるいは段階を踏んで行うべきなのだろうか、時機を見て実行すべきなのだろうか、あるいは治療の緊急性を考えて、一刻も早く説明すべきなのだろうか。まず親族に伝えるべきなのだろうか、それとも患者に直接言うべきなのだろうか。

この判断は、状況によって異なるだろう。どのような対応をとるかは、医師の経験、患者を取り巻く状況、それまでの医師と患者の信頼関係などによって変わってくる。さらに神経を遣う瞬間は、深刻な病気がぶり返し、死期が近いと予想される時に、人間味と思いやりをもって患者にそのことを告げる時だ。

深刻な有害事象が生じた時の告知はさらに難しく、人間性に反したことでさえある。たとえば、適切に実施されるはずだった治療の実施方法が間違っていて、そのために深刻な結果になった場合や、医薬品が処方された量よりも大量に投与された場合や、抗生物質に耐性のある細菌に感染して術後の経過が不良となった場合などは、被害者やその家族は怒りを覚えるだろう。

フランスでは、二〇〇二年三月に制定された法律により、有害事象が生じた医療行為に関与した者は、一五日以内に事象について報告しなければならなくなった。透明性は必要不可欠なのである。被害者は起きたことの全容を知りたいと思うだろうし、それはまっとうな要求でもある。全容の解明は、彼らが起きたことを受け入れるのを助けるだけでなく、再発を防ぐための対策にも役立つだろう。

フランスでは、深刻な有害事象は、入院患者のおよそ一〇%に発生するが、生命に危険がおよぶものや、永続的障害が残るものは稀である。そうはいっても、前述の有害事象に関する国の調査（ENEIS）によると、それらの半数は回避可能だったという。

けれども、慎重を要する瞬間や危険時に「関所」として機能するはずの確認作業は、数多く行われているのだ。損害を被る人物は、実際にはシステムとその複合性の犠牲者なのだ。リスクを回避するには、プロトコールや規範の制定（チェック・リストや手順書の策定）が、要求あるいは推奨される。だが、それらの関所は、どれもグリュイエールチーズ（穴がたくさんあいたチーズ。解題一八五ページを参照のこと）のようなものだ。リスクという矢は、次々と何枚もの「チーズ」の穴を抜けていく。穴が多ければ多いほど、リスクは高まる。確認作業がいい加減になるほど、アクシデントの発生率は高まる。たとえば、各段階の安全水準が九五%で、一連の作業に二五段階あるのなら――そういうことはよくあるが――作業全体では、なんと四分の三の確率でエラーが発生する計算になる。

手術部位の左右の取り違え（例えば、患側の腕ではなく、健常側の腕を切断してしまう例）や、手術部位の間違い（例えば、予定していた臓器と違う臓器を手術してしまう例）などの深刻かつ回避可能なエラーの例を考えてみよう。アメリカでは、規制当局の講じた相次ぐ措置にもかかわらず、一九九五年から二〇〇七年まで、こうしたエラーの発生報告件数は、上昇の一途を辿った。新たな予防措置が次々と講じられたのにもかかわらず、エラーの件数が増えたのは、なぜだろうか。

さまざまな確認手順やプロトコールがあるにもかかわらず、このような事象は依然として発生し得る（アメリカの医療機能評価機構であるジョイント・コミッションのジェロード・ローブによると、二〇〇七年にアメリカで発生した手術の部位間違いは、八六七件）。手術室のX線写真が表裏逆の状態で提示されていた、誤った側の部位の皮膚の消毒および剃毛が行われていた、最終確認として麻酔導入直前の患者に行う質問が十分理解されず、正確な回答が得られなかった（緊張した患者は「はい」としか答えられないため、歯止めにならない場合がある）など、いくつもの予防措置（皮膚のマーキング、チェックリスト、患者への質問、手術室でのX線写真の提示）が講じられているが、エラーが発生する可能性は常にある。異なる方法で複数回確認すれば、間違いは発見できるはずだが、そのような確認作業は、「関所」としての機能を果たしていないのである。

被害者に対する補償

平等の精神に基づき、被害者全員が補償（賠償）を受けられるようにすべきである。

過失があった場合、犯人をみつけ、刑および被害者に対する賠償額を決定するのは、司法にとって比較的容易なことである。犯人が特定され、責任者が決まっているならば、被害者に対する賠償が可能なのは当然である。責任者、つまり犯人に賠償能力があればあるほど、賠償額は増す。

ＰＩＰ社の豊胸用シリコンバッグの一件は、「賠償能力のある犯人」をめぐる例証だ（二〇一〇年、ＰＩＰ社の製品に、医療に適さない素材が使われていたことが判明した。だがその直後に、この会社は解散してしまった）。この会社に支払い能力はなく、賠償額は、会社が契約していた保険の支払い限度額を超えた。そこで被害者たちは、支払い能力のある犯人として、ＣＥマーク（ヨーロッパ市場で医療機器を販売する際に必要な認証）を付与した認証機関の責任を追及した。

二〇一二年二月のクルーズ客船コスタ・コンコルディアの座礁事件後に、提示された賠償額に納得しなかった一部の被害者は、弁護士をたてて訴訟に持ち込み、賠償額の見直しを求めた。被害者およびその家族、そして成功報酬ほしさの弁護士の希望に見合う賠償額が支払われることになるのだろうか。人は常により多くを求めるものなので、賠償額に納得しないだろう。

アメリカでは、賠償額は犯人の支払い能力に応じて決まる。これは「懲罰的損害賠償」と呼ばれるやり方だ。つまり、賠償額は、「犯人」に損害を与えられるレベルに設定される。よって、裁判では、罪（過失）の有無、原因究明、賠償といったことが一緒くたに扱われる。一方、フランスの罰金制度は、賠償とは切り離されたものであり、懲罰的損害賠償の考え方とは異なる。

意図しないエラーの場合、裁判は難航する。「責任者」（ただ、複合系システムの不具合が原因である場合、誰が責任者なのか？）に対する処罰や、被害者への賠償額が、「犯人」に下った判決に見合っているかについては、国民の間でも意見が分かれる。裁判でも、複合的な原因が錯綜しているとして、しばしば情状酌量の余地があるという見解が示される。

しかしながら、裁判では、すべての損害には、責任者すなわち犯人が存在するはずであり、だからこそ損害賠償が可能になるのだと考える……。たしかに判決には、先例を示すことによって同じようなシステム構造の責任者が予防措置をとることを促す、という効果があるかもしれない。しかし、原因がわからないのに「あらかじめ防ぐ」ことなどできるのだろうか。そして犯人が特定されなければ、被害者に補償できないのだろうか。犯人が明らかな場合は被害者に賠償するが、犯人が特定されない場合は、同レベルの被害を被った者に補償しないのは、おかしいのではないだろうか。すべての被害者には、同等の同情の念および補償がもたらされるべきなのではないだろうか。二〇〇二年三月に施行されたクシュネル法の「aléa thérapeutique：医療の不確実性〔解題一四〇ページを参照のこと〕」というコンセプトは、そうした考えに基づいている。

この法律を通じて、社会では、偶然による意図せざるエラーと、裁判で追求される過失を切り分けて考えるようになった。aléaというのは、過失ではなく、損害を与えようという意図もないのに生じる、予測不可能な出来ごとなのだ。統計学者は、「aléatoire〔運しだいの、偶然の、ランダムな（aléaの形容詞）〕」という言葉によって、偶然（運）の作用を表現する。彼らは、サイコロを繰り返し投げるときに同じ結果が得られる確率を計算するための数式さえ編み出した。ローマ人の「賽は投げられた」という表現は、いったんサイコロが投げられたら、運に任せるという意味でしばしば用いられる。

偶然（運）というのは、交錯する無数の決定因を足し合わせたものである。

「医療の不確実性」による事故に対する補償（アングロサクソン諸国では、「無過失補償」と呼ばれている）、つまり、医療にともなって発生する後遺症を残すような不測の意図せざる出来ごとに対する補償は、フランスでは州医療事故和解・補償委員会（ＣＲＣＩ）〔事実関係および過失の有無等を鑑定し、見解を示す〕と全国医療事故等補償機構（ＯＮＩＡＭ）〔無過失と認定された重大な損害を補償〕が対応する。もちろん、世界中の国々でこうした仕組みが存在するわけではない。むしろ存在する国のほうが珍しい。

そのような補償は、事故直後に実施されなければ被害者の救済につながらない。いくつもの裁判や弁護士たちによる弁論を経て、数ヵ月から数年も待ってようやく訴えが認められたのでは、補償や思いやりというよりも、名誉回復という意味合いしかもたない。クシュネル法により、和解と補償は、事故直後に行われるようになった。しかし、（公的補償制度とは別に司法に訴えて）控訴や上告などの手続きをとる場合は、最終判断が出るまでに時間がかかる。

昨今は、トゥールーズの郊外にあるトタル系列のＡＺＦ社化学肥料工場の爆発事故の際、トタル社がそうしたように、民間企業も被害者の苦境に迅速に対応するために、事故直後に賠償金を支払うようになっている。そうした対応により、賠償金に対する苦情と、事故の責任に関する判断とが混同されることが回避できる。後に犯人が判明した際には、被害者に賠償金を支払った企業は、犯人に賠償金分の支払いを要求し、これを取り戻すことができる。

メディアトール事件★訳注では、当時のグザビエ・ベルトラン保健担当大臣は、被害者の補償を迅速に行わなければならないと考え、次のように取り仕切った。すなわち、全国医療事故等補償機構（ＯＮＩＡＭ）がすぐに被害者に対して補償金を支払う。その後、製造元の医薬品大手セルヴィエ社の過失が判明した場合には、この会社がまだ被害者に賠償していないのであれば、この会社は、ＯＮＩＡＭが被害者に支払った金額を（状況によっては三〇％加算して）ＯＮＩＡＭに返済しなければならない、としたのである。

「事件の張本人」は、犠牲者でもある

想定外の出来ごとの「原因」になった人物も、被害者と同様に苦しむ。つまり、その人物のためにシステムのエラーが明らかとなった、いわゆる「事件の張本人」にとっても、被害者にとってそうであるように、出来ごとは予期しなかったことであり、耐えがたいものなのだ。

エラーによる有害事象の場合、たまたま当事者になった人物でなくとも、他の誰かが起こしたかもしれない。そもそもその人物に悪意はなく、よかれと思って行動したのだ。トランプカードの城の構築の仕方に問題があったのであって、スペードのクイーンあるいはダイヤのキング（といった個別のカード）に責任があるわけではないのだ。システムの回路やインターフェースにもともと存在するさまざまな問題の結果として、アクシデントが起こったのである。ならばどうしてわれわれは、原始社会のかたき討ちやスケープゴートという思考パターンから抜け出せないのだろうか。こうした思考により、われわれは犯人――多くの場合、時代遅れのシステムの末端や末期に見出

されるものだが——を探し出し、大衆やメディアによる社会的制裁の餌食にする。われわれは、これほどまでに盲目的なのだろうか。悪を退治するために、罪のない犠牲者を探し出そうとする本能によって理性的な判断ができなくなっているのだろうか。

当事者には悪事を働こうという意図がまったくなかったのだから、有罪だとするのは、さらに容認しがたい。

二〇一〇年四月、モンペリエのある麻酔科医が、生後六ヵ月の乳児に鎮痛剤を大量に投与し、その影響からか、その乳児の両脚が部分的に麻痺した事件があった。同僚たちから人格者として尊敬されていたこの医師は、手術直後に、誤って過剰量の鎮痛剤を注射したことを認めた。取調べのための出頭命令書が届くと、彼は自ら命を絶った。

当事者自身が、被害者やその家族と同様の苦しみに苛まれているのに、自分自身の弁護を行わなければならないのは耐え難いことだ。このような出来ごとに直面すると、システムで働く人物〔当事者〕は憤慨し、自分の行動の意義や正当性を主張するために戦おうとする意欲を完全に失う。そうした感覚は、自ら進んで献血を行なった人が、献血後にエイズウイルスに感染しているとわ

★メディアトール事件：ベンフルオレックス（商品名　メディアトール）は、フランスにおいて、肥満のある糖尿病患者に対し、食事療法との併用で、食欲抑制を目的として三〇年にわたって使用されてきたが、心臓弁膜症や肺高血圧症のリスクが指摘されたため、二〇〇九年一二月、市場からの回収措置がとられた。この問題は、医薬品安全に関する制度改革を求める声につながり、二〇一二年五月、医薬品および医療機器の安全に関する国立機関として、ＡＦＳＳＡＰＳに替わりＡＮＳＭが誕生した。

かって〔エイズウイルス感染後の約一カ月は、血中のウイルス量が少ないため、ウイルス検査では結果が陰性となる〕、自分の献血が他者の死を引き起こしたと知ったときの精神的ショックと似ている。彼らもまた、善いことをしようと思いながら、結果的には悪をもたらしてしまうという、ぞっとするような感覚を味わうことになる。

アメリカ・マサチューセッツ州のハーバード大学病院群のコンセンサス宣言『物事がうまくいかない時——有害事象への対応[12]』についての報告書では二つの側面が強調されている。一つは、アクシデントに遭った人との十分なコミュニケーションを図り、彼らに遺憾の意を示すことだ。もう一つは、アクシデントを起こしてしまった医療従事者をサポートし、悲嘆にくれる彼らの気持ちを理解することだ。報告書には、アクシデントを起こした当事者たちには悪意がない点と、彼らも当惑しているという特殊な状況を考慮すべきだと記されている。

被害者の立場であろうと、他者にとってよかれと思って（よいことをしているのだと信じて）行動したのにアクシデントを起こしてしまった者の立場であろうと、アクシデントを繰り返してはならないという思いは同じだ。

アクシデントの再発を防ぐためには、個人の問題を超えて、システム全体を捉え、システムの欠陥について検討しなければならない。補償の要求と犯人探しを分けて考えられるのなら、つまりどのような状況であっても、責任者や過失の有無といった判断とは独立して、被害者への補償が確実に行われ、慰めの言葉が投げかけられるようになれば、われわれは、平等という原則を守りつつ、被害者全員の苦悩を早期に和らげられるだろうし、罪状、責任者、原因を、余裕をもって探し出せるようになるはずだ。

システムの修復

システム内部の要因の探索は、どのようにして行えばよいのだろうか。その際、〔犯人探しや制裁のためではなく〕システムの欠陥を客観的に探し出すことのみを目的とすべきだ。だが、それには時間がかかる（奥深くにあって錯綜する要因の探索には数ヵ月かかる。これは被害者に起きてしまったことを一五日以内に通知するのと同じではない）。ショーペンハウアーが記したように、[13]論争術的な論法（「常に自分が正しいと主張するためのテクニック」）ではなく、〔物事の筋道・道理を考える〕論理に訴えることが何よりも重要であることを、これからみていこう。

制裁の剣を振りかざすのをやめる

エラーが発生した状況において、想定外の出来ごとを引き起こした一連の行為に関与した者は、制裁の剣が自分の頭上にある状態であれば、自分の持ち場における自己の役割を語ることなどできない。一方、先ほど述べたように、基本的には害のないはずの一連の行為が、最終的には予測されなかったような悲惨な出来ごとに至るような状況では、罪という概念は時代遅れだ。不具合のあるシステムの中で働く関係者たちが、独断的な裁定者の前でとる態度は、「われわれは何も見なかった、何もしなかった」というものである。安全の観点からすると、これは最悪の態度だ。

弁解するのではなく、説明する

論理によって真実が追求されるのではなく、有罪かどうか、あるいは原告の言葉に信憑性があるかどうかという点について、正しいか正しくないかの論争術的な考察が行なわれる場合が多い。事故調査では、システムの中で働く関係者たちは状況を否定する一方で、被害者たちは正義を求める。こうして両者はそれぞれの立場を主張し、互いに対立した状態に陥る。

前者は事実を過小評価するか、あるいは否定する。たとえば、その事故による死者の数はそれほど多くないはずだ、臨床研究が十分に管理されていなかった、決定を下したのは私ではなく同僚だ、という具合だ。

他方、原告たちは真っ向から正義を求める。つまり、刑罰だ。彼らは、怒りをぶつける相手として、そして少しでも多くの賠償金を請求する相手としての犯人を見つけ出すために、あらゆる手段に訴える。

システムの中で働く関係者たちは、自分たちが起訴されないようにするために、言い訳する立場に追いやられる。彼らは身の潔白を証明するために、自分たちには非がないと弁解しようとする。こうして、真実が眠る井戸の底〔中身〕は忘れ去られてしまい、彼らは形式にばかり拘泥する。予期せぬ出来ごとに直面して驚きと悲嘆が入り混じった状況で、ともかくも彼らは自分たちの見解を擁護するために、固い意志と信念を持ち続けなければならないのだ。

たとえば、イギリスのブリストル〔イギリス南西部にある地方自治体〕にあるロイヤル病院の麻酔科医のステファン・ボルシンは、次のような内部告発を行なった。

「この病院は、イギリスで最も評判の高い病院の一つであるが、一九八四年から一九九五年にかけて、この病院の小児心臓外科における手術の死亡率は異常に高く、他の病院の同じ専門科の死亡率を大幅に上まわっている[14]」

この告発を受けての反応は、原因を探求してシステムの機能不全を修復しようというものではなく、「そのような指摘は誤りである。その麻酔科医は何もわかっていない。他の病院で治療を受ける患者と比べて、とくに重篤度の高い患者を扱うロイヤル病院の死亡率を、他の病院のそれと比較するのはおかしい。組織の長を告発するなど、とんでもない」というものであった。

彼の告発は大きな波紋を呼び、この麻酔科医は解雇された。しかしながら、その後の調査の結果、この麻酔科医の言い分が正しかったことが判明した。世間の注目度では、フランスにおけるウイルスによる血液製剤汚染に匹敵するほどの事件だった[15]。イギリスでは一九九八年に公布された法律（「公益開示法」または「内部通報法」）により、以後、エラーが原因のあらゆる異常やアクシデントに遭遇した際に、国民は当局に通報することが可能になった。イギリスでは、医療安全を担う機関（患者安全庁）も創設され、医療機関を比較する際には、死亡率という指標が注視されるようになった。

そのような「事件」が多発し、その度に公的な機関がいくつも設立された。つまり、原因の探索を通じてシステムの不具合を修復するというよりも、行動の自由を制限する手続きばかりが導入されたのである……。

幸運にも、組織の上層部が、システムを問題にするだけの能力を有していることもある。

二〇〇九年末、パリにあるサン・ヴァンサン・ド・ポール病院〔小児科専門病院〕の看護師が、本来であれば彼女の手元にあるべきではない薬剤を、子供に誤って注射したため子供が死亡するという事故が起きた。事故直後、まずこの看護師は警察に拘留され、自由を奪われた。メディアが大騒ぎし、誰もがこの看護師に罪があるとコメントした。そして、責任の所在を明らかにするために、保健担当大臣は事故調査を指示した。しかし、事故から一週間後に、パリ公立病院協会の長や理事会は勇敢にも、「責任は看護師ではなく、システム（その時自分たちが運営していた機構）にある」と明言した。この発言を受け、本格的な調査が実施された。

これまで複合系システムの責任者たちは、ほぼ偶然、その場にいた人物に罪をなすりつけ、賠償と制裁を要求する被害者たちにつるし上げられるのを容認してきたのではないだろうか。悲嘆に暮れ、同じ行為を繰り返す気などまったくない看護師を警察に拘留するのは、はたして論理的に正しいことだろうか。制裁の論理を持ち出しても、危険な状態にあるシステムは改善しないだろうし、それでは、彼女は弁解するために論争術を強いられ、争議に巻き込まれるだけである。

そうではなく、複合系システムの安全性を高めるためには、システムの不具合を探し出し、この看護師が自己保身という殻に閉じこもってしまわないようにして、事故の発生当時、彼女はどのような認識だったのかを語ってもらい、事故の原因究明に参加してもらうべきなのだ〔ヒューマンエラーにおいて、当事者の認識と現実とのずれは、重要なポイントになる。解題一四九ページを参照のこと〕。どのようなやり方がよいかは、誰の目にも明らかだ。しかしながら、社会はまったく逆のことを行っている。

真実は井戸の底に眠っている。しかし、数多くのインターフェースがあり、ある段階を捉えようとすると、他の段階も考慮せざるをえなくなる複合系システムという井戸には、底がないのである。

もう一度、先ほどの看護師の例を考えてみよう。なぜ、成人向けの薬品がそこにあったのだろうか。誰がそれを持ち込んだのだろうか。小児科専門病院なのに、どうして成人向けの薬品が入った段ボール箱が置いてあったのだろうか。医薬品の供給体制はどうなっていたのだろうか。薬品には、見えやすい形でラベルが貼られていたのだろうか。ラベルには特別な表示がしてあったのだろうか。室内の照明は、ラベルの文字が判読できるくらい十分に明るかったのだろうか。その薬瓶は、他の薬剤が入ったものと外見が似ていたのではないだろうか。その看護師は、過労で疲れていたのではないだろうか。こうした多くの分枝を考慮に入れた際限のない原因究明により、さまざまな小さな原因が明らかになる。通常であれば何の影響もおよぼさないそれらの小さな原因が積み重なり、惨事が起きるのだ。そのように考えると、看護師はそうした多数ある欠陥を明るみに出したにすぎないことがわかるだろう。

発言の自由を許す――非公開あるいは公開

有害事象が起きた場合、フランスでは、民間航空機のパイロットがその原因を究明することは、法律で担保されている。つまり、パイロットたちは、彼らの間で非公開の内部調査を行い、原因を見つけ出し、結論を導き出すのだ。この調査は匿名である。この結論は航空会社に提出され、明らかになった欠陥を修復するために役立てられる。パイロットたちは、責任や罪、制裁といったことを気にしなくてもよいため、自由に議論できる。

デンマークにおいても、医療安全推進のために同じような取り組みが行われている。原因究明のための調査は、責任追及のための調査とは完全に別個に、非公開で行われる（原因究明のための調査と責任追及のための調査が、並行して行われることもあるが、一方の調査に関する情報が、他方の調査に利用されることはない）。

アメリカではさらに踏み込んで、医療システムの安全性を高めるために、次のような法律（患者安全法）が公布された。すなわち、原因究明のための調査結果は、刑事裁判には利用できなくなったのだ。つまり、アメリカは個人の知る権利のための「全面的な情報公開」を犠牲にしてでも、共同体の安全という観点を重視することにしたのである。

フランスでは、［この個人と共同体という］二つの観点がないまぜになっている。司法は、自分たちがアクセスできない非公開文書が作成されるなどということは拒否する。二〇〇八年に「医療行為の評価――医療と司法の争点」[16]というテーマで行われた公開討論において、予審判事のマリー＝オディール・ベルテッラ＝ジェフロワは、「アメリカでは非公開とされるような文書であっても、フランスでは、予審判事であれば入手できるだろう」と発言した。しかし、パリ大審裁判所で公衆衛生分野の取りまとめ役を務める彼女は、次のように認めてもいる。

「制裁では、システムの不具合を修復できない。制裁の代わりに、事故を繰り返さないための防止策を打ち出すべきだろう。しかし、これは依然として解決されていない課題である」

彼女は、「〔システムの不具合を知らせる〕情報やそれらの分析結果を非公開とするかどうかは、判断するのが難しい問題だ」と考えている。現在のところ、刑事事件の場合、匿名によって保護される非公開文書の作成は認められておらず、〔システム内の〕機能不全のさまざまな段階の関係者であって機能不全を証言する医療従事者が、部分的あるいは全面的に免責されることはない。

マリー＝オディール・ベルテッラ＝ジェフロワは、二つの解決策を提唱している。一つは、刑事事件における情報の取り扱い〔公開、非公開〕について、法務省〔そして検察〕レベルで統一された方針を策定することだ〔ただし、予審判事は、この枠組みから除外する〕。もう一つは、すべての有害事象についての報告を義務づけることだ。この場合、報告件数を〔部局単位、あるいは医療機関単位で〕公表することが一種の制裁となる。この解決策により、個人への制裁は行われなくなり、組織の評判に対して制裁が加えられるようになる。そして、制裁によって改善が図られるという効果が期待できる。たしかに、この解決策により、競合する部局および病院同士を比較できるようになるが、〔有害事象の報告件数を〕公表するだけでは、システムを修復して安全性を高めるために内部で原因究明をしようという動機にはならない。われわれは袋小路に陥ったのである。そしてそこから脱出することもできそうにない。

フランス医学アカデミーは、その報告書の中で、医療の安全性を向上させるという観点から、「原因究明のための調査では、制裁というコンセプトは完全に消し去るべきだ」と勧告している。

エラーが安全性を高める

「事故を繰り返さない」という原則は、進歩と結びつきがある。進歩によって複合化するわれわれの社会は、新たなイノベーションを取り入れるために、社会の回路とインターフェースの安全性を高める手段を、確実に見つけ出していかなければならない。われわれは、この難題に挑まなければならないのだ。それは無謀な賭けともいえる。だが、そのときに役に立つのがエラーなのだ。

エラーによってこそ、われわれの環境を構成する数々のシステムの安全性は高まり、われわれは、堅固な領域に到達できるようになるのだ。というのは、他のいかなる方法によっても、欠陥が結合することによる危険性を探り出すことができないからだ。一つ一つの欠陥は、先験的には些細なものにしか見えない。トランプカードの城に新たなトランプカードを手際よく付け足したように見えても、すでに配置してある下段のトランプカードの角度が適切でなければ、その城は崩れてしまう。一つ一つの欠陥は些細なものであっても、それらが積み重なると、全体が危機に陥るのだ。

人類の歩みを振り返ると、数々の惨事を経験したからこそ、われわれの社会はより安全になったのがわかる。これは、何度も失敗を重ねた末に、ようやく思ったとおりの高さで安全な「完璧なトランプカードの城」ができあがるのと似ている。

続発するエラーによって安全性が高まる

アクシデントの発生率が民間航空機と同様に一〇〇万件に一回の輸血は、患者にとって最も安全な医療行為になった。輸血は、きわめて安全性の高い医療行為である麻酔のさらに五倍も安全である。ところが過去では、輸血は危険な医療行為だった。さまざまな血液型の存在を誰が予測しただろうか。ＡＢＯ式血液型という（生まれながらの）自然抗体という考えは、免疫学の法則に反すると思われていた（というのは、抗体は通常であれば外界との接触があって、はじめて現われるものだからだ）。次に、赤血球上の抗原（アカゲザルと共通の抗原）に関する知見により、Ｒｈ式血液型が明らかになり、その後、さらに多くの血液型の存在がわかった（ケル式やダフィー式など）。それらの血液型は、輸血にともなうアクシデントを受けて調査が行われ、明らかになったものである。近年では、ウイルスによって血液が汚染される可能性が判明し、予防措置が強化され、献血に関する規則は厳しくなった。輸血、麻酔、放射線治療、臓器移植などの歴史を振り返れば、予期せぬ、そして意図せぬアクシデントが相次いだことで、進歩するのがわかる。

このような悲惨な出来ごとを受けて修復が行われ、規則によってシステム全体が堅固になっていく進歩の過程は、交通安全の分野でも同様である。つまり、交通事故の多発によって明らかになった危険な場所に信号機が設置され、ロータリー交差点がつくられ、一時停止の場所が設けられてきたのである。

エラーに関する誤った論理

われわれは一歩ずつ、エラーによって安全性を向上させている。とはいっても、しばしば行きつ戻りつしながらである。システムの欠陥を修正するためのよいアイデアと思われたことを実行してみたら、それらは「間違ったよいアイデア」だと判明する場合もある。

原因がわかれば、誰もがまず欠陥を修復しようとする。ところが、複合系システムにおける欠陥の修復により、システムの脆弱性は増し、危険性が高まることもある。修復によってより堅固になったかにみえる鎖の環が、システム全体という鎖の崩壊のきっかけになりかねないのである。対応は時機をえたもの、かつ、状況に即したものでなければならないのだが、修復によるシステムの再編により、既存の回路は変化し、プロセスのモニタリングに時間を要するようになることがある。したがって、状況によっては、よかれと思って行った修復が、かえってシステムに悪影響をおよぼすこともあるのだ……。このような場合では、さらにひどいアクシデントが生じて、時計の針を元に戻したくなるだろう。

たとえば、病院内の処方箋を紙媒体から電子化することによって、文字の写し間違いや判読ミスなどのエラーは減り、薬剤払い出しの回路の「安全性」は、当然ながら高まった。処方箋は薬剤部に伝達され、薬剤部は病院の各病棟に薬剤を発送する。そのため、中間の書類のやり取りがなくなり、病院の各病棟に置かれていた薬剤棚は姿を消した。医療提供体制に関するあらゆる学術会議は、「IT：情報テクノロジー」の恩恵を褒め称えた。

ところが、アメリカから次々と報告されてくる最近の論文によれば、病棟にあった薬剤棚が姿を消したため、緊急時に必要な薬剤が病棟ではすぐに入手できなくなり、患者が死亡するケースが生じているという。ほとんどの状況下では改善につながったことでも、緊急時については、その限りではなかったのだ。

われわれの日常生活においても、そうした例がある。道路をつくる際に、交通事故をなくすためにカーブを減らしたところ、予想に反し、直線の道路ではドライバーの注意が散漫になるため、交通事故がかえって増えたという（デンマークでの分析結果）。

「間違ったよいアイデア」の二つめの例としては、有害事象の全事例を網羅するデータベースづくりが挙げられる。重大な有害事象の報告を義務化したところで、それ自体では、システムの修復手段に関する情報は得られない。有害事象に関する報告がいくら蓄積されても、根本的な原因の究明には役立たない。それらを類型化するのは難しい（さらには不可能でさえある）。というのは、当事者、行動、動機、外部の状況、個々の変動性などの要素は、複雑に交錯しているからである。〔類型化できない以上〕医療機関の間で、あるいは年度間での比較は不可能なのである。

イギリスは、こうした取り組みに莫大な費用をかけてきた。しかし、数千万件の有害事象の報告を集めた後、二〇一〇年八月に報告制度は廃止された。どれ一つとして同じ事象はないのだ。このイギリスの経験からわかるのは、〔有害事象について〕網羅的なリストを作成するのは不可能であり、他の事象にも応用可能な原因を見つけるのは困難であって、賞与や制裁を視野に入れて、有害事象に関するデータをもとに序列をつくるのは無理だということだ。

有害事象の発生時の状況がはっきりしている場合や、発生原因と結果の因果関係が明白である事象に限ったデータベースだけが、例証となって医療者の行動変容に役立つ。フランスでの例は、院内感染や、心臓外科医自身が報告する心臓外科手術後の合併症に関するデータベースであり、スウェーデンでの例は、人工股関節の経年劣化に関するデータベースである。〔処方箋の電子化、有害事象についてのデータベースに続いて〕三つめの「間違ったよいアイデア」は、「有害事象は、場所を選ばず再発する」というものである。現実には、アクシデントの原因は、局所的な回路の欠陥であり、それは医療機関に固有のものである場合がほとんどだ。一方、成功というものは、一つの結果に対して一つの原因というように、明確に規定できる行為に起因するので、水準基標（アングロサクソン圏では「ベンチマーキング」という）の設定は、成功事例については容易だ。ところが、局所的な状況に固有の、多様で複合的な原因による想定外で予測不能なエラーの防止については、べンチマーキングはより困難である。

フランスでは、重大な有害事象が、入院期間一〇〇〇日あたり五回から六回の確率で発生している。これは三〇病床の病棟であれば、五日ごとに重大な有害事象が発生している計算になる。[17]フランスでは、年間一五万人以上の人々が重大な有害事象の被害者となり、毎年一万人近くの人々が「医療エラー」が原因で亡くなっている。

しかしほとんどの場合、それらのエラーは、予見できず、かつ不可避である。そのことは、こうしたシステムにおけるエラーの特殊性を物語っている。一つの原因と結果との間には、線形性が存在しないのだ。

われわれは、一つの原因によって決定されることしか再現できない。つまり、同じ状況と同じ結果をもつ行為しか再現できない。それでも、一つの単純な原因と有害な結果との間に直接的な関連がある場合には、すべての医療機関に適用可能な、有用な行動例を示すことができる。たとえば、患者の診察の前後には必ず手を洗う、手術室に入る前にはチェックリストを確認するなどである。

いかにしてエラーを役立てるのか（ヒヤリ・ハット事例や死亡率の調査）

状況によって、同じタイプのエラーでも、損害が生じることもあれば、システムの各部が障害に対応する、あるいは障害に直面したシステム自体が反応するなど、バックアップ機能が働いて、損害が生じないこともある。そのうえ、同じ損害であっても異なる原因が結合して発生することもある。よって一般的に、エラーを分析しても似たような事象の再発を防ぐことはできないが、システムという鎖の中の弱い環（弱点）を見つけ出すことはできる。それらの弱点は、状況によって、そして組み合わせによって、アクシデントの原因になる。

したがって、すべての事象の報告を含む網羅的なリストを作成するよりも、いくつかの事例に絞って原因を徹底的に究明するほうが有益である。実際のところ、いくつかの事例を詳細に分析すると、システムに宿る複数の欠陥が明らかになる。

先ほど述べたように、原因の究明は関係者全員の関与を必要とする。その際、悲惨な雰囲気よりも、安堵した雰囲気のほうが望ましい。また、ヒヤリ・ハット事例（危機一髪だった事例や、運よく損害なしで切り抜けることができた事例）の分析は、おそらく最も情報量に富んだ状況といえる【日本におけるインシデントレポートの取り組みは、解題一三七ページを参照のこと】。というのは、一方では、関係者はアクシデントを回避できた喜びの心境にあり、損害がなかっただけに、訴追の恐れがないため腹蔵なく原因を究明できるからであり、他方では、システムの鎖の環は危険を察知し、状況を好転させたからだ。

システムの安全性が向上するのなら、これは喜ばしいことであり、そうした取り組みを強化すべきだ。ほっとした状態であれば、関係者全員がそうした取り組みへの参加に積極的である。惨事に至る寸前のところを切り抜けた瞬間を、全員が体験したのである。そのような「偉業」であれば、われわれは進んで周囲にいる人々に伝える。

ヒヤリ・ハット事例についての原因分析を行うと、システムの改善およびその進化にとって、システムの欠陥の修復は、きわめて重要だとわかる。すなわち、システムの安全性が強化され、システムは、進歩やイノベーションを受け入れる能力を獲得する。そうした観点から考えると、「アクシデント寸前」と実際に発生したアクシデントを切り分けて扱うのは、あまり意味がないように思われる。被害や死者を引き起こしたものも含め、あらゆる事象を分析するために、関係者が集まるのだ。

実際に、医療の分野では、疾病率および死亡率の調査は、病院で通常行われている。刑事訴訟を本能的に恐れるのは当然だが、そのような恐れは、患者の安全性向上というメリットを考えれば、許容されうる。

「〔医療事故件数について〕分析するという取り組み自体は、（刑事）責任を問われる可能性を高める要因ではない。むしろ逆に、この取り組みによってリスクのある状況に直面した医療チームの対応能力を証明できる。そして、そうした状況は、また起こるかもしれないのだ[18]」

エラーと無縁な者は誰もいない。一九九九年に米国医学研究所が発表した報告書のタイトルは、『人は誰でも間違える――より安全な医療システムを目指して』である[19]。この報告書は、医療におけるエラーの罪の意識を取り除くきっかけになった。医療従事者は、常にエラーに直面している。この報告書の著者たちは、エラーについて語るのを恐れるな、と訴える。エラーは日常的に発生する。よって、エラーと無縁の医療従事者はいない。ドイツでは、医療・看護の分野の重鎮たちが、全国紙において自分たちが体験したエラーの中で最も特徴的なものについて語った。彼らの目的は、医療従事者たちの罪の意識を軽減すること、そして疾病率および死亡率の調査に恐れずに取り組むように促すことだった。

それでは次に、エラーの再発防止からさらに進んで、エラーによる壊滅的な打撃を被らないために事前に対策を講じる、未然防止についてみてみよう。

第五章　アクシデントを未然に防ぐために——予測という人間の特性

これまでにわれわれは、生物の世界において、進化する世界と変化する環境との相互作用は、生存、つまり生命の原動力だということをみてきた。変化する環境は、進化および生命の必須条件なのだ。しかし、この揺れ動く世界において、われわれはどのように生きていけばよいのだろうか。柔軟性を十分に確保しながらも、アクシデントのリスクを最小限に抑えるには、どうすればよいのだろうか。言い換えると、損害を最小限に抑えながら、適応力を維持し、エラーのリスクを制御するには、どうすればよいのだろうか。

ルールの遵守だけでは不充分

手順を遵守するだけでは、アクシデントや失敗は防げない。想定外の事態に常に直面する集団では、リスクはなおさら高くなる。また、プレッシャー（経費節減、緊急対応、作業の効率化など）にさらされる集団でも、リスクはその分だけ高くなる。業績主義や経費節減というプレッシャーは、人々を危険にさらし、システム自体を危うくする。逆説的だが、安全は空気のように存在して当然のものとなり、責任者たちは、既成のルールに従ってプロトコールを遵守するだけで満足し、それ以上動こうとしなくなる。リスクから目をそらしたり、成果をあげることに執着したり、想定外の事態への柔軟な対応に抵抗したりするようになる。このような態度はよく見られる。

一九八六年、アメリカにおいて、スペースシャトル・チャレンジャー号のプロジェクトは、政治的に、また戦略的にきわめて重要な意味をもっていたため、大変なプレッシャーにさらされていた。プロジェクトの遅れは許されなかったのだ。チャレンジャー号の発射時限は動かせなかったのである。

ところが、機体のいくつかのリングは低温に弱く、発射時の予想気温は下限値だった。技術者たちは打ち上げの延期を訴えた。しかし、ＮＡＳＡの幹部たちはプレッシャーにさらされていた。彼らは、打ち上げを躊躇する技術者に対し、打ち上げを延期した場合の影響を勘案し、技術者であることは忘れて、自分たちの立場になって考えてほしいと訴えた。こうした状況におかれた技術者は、打ち上げを受け入れざるをえなかった。そして一九八六年一月二八日、大惨事が起きた。結局、チャレンジャー号は、打ち上げから七三秒後に空中分解し、七名の乗組員が犠牲になった。

打ち上げを延期した場合よりも、はるかに激しいメディアの批判にさらされたのである。

　コロンビア号の場合も同じような思考パターンに基づく出来ごとだった。離陸時に機体の一部が損傷したコロンビア号は、二〇〇三年二月一日に大気圏に再突入する際に空中分解し、七名の宇宙飛行士が犠牲になった。その後〔事故原因に関する調査結果が報告されるまでの〕二年間、スペースシャトルの打ち上げは中断された。コロンビア号空中分解事故の場合もまた、無分別な決定をした、あるいは大きなリスクをとったのは、プレッシャーのためであった。宇宙飛行士の安全を確保するためにかかるコストや、打ち上げ計画を中止した場合に無駄になるコストといったプレッシャーにさらされて決定を下したのだ。

　たしかに関係者は皆、指令を遵守し、プロトコールに従って自分たちの仕事をこなした。しかし、事故発生を予見できたのにもかかわらず、誰も方針転換やスペースシャトルの打ち上げ中止を決定できなかったのである。

　NASAは、この二度目の大惨事により、安全について熟考するようになり、「ルールとプロトコール重視の思考パターン」を見直すことにした。そうした熟考から生まれたのが、適応、弾力性、予見、調整という、レジリエンス・エンジニアリング[20]と呼ばれる概念である。

レジリエンス

今後を常に予見しながら、状況変化に適応するという姿勢がレジリエンスだ。複合系システムにおける予期せぬ不具合は、想定外のアクシデントを引き起こす。こうしたアクシデントには決まり切ったルールやプロトコールでは対応できないという考え方から、レジリエンスが登場したのである。どのように行動するかは、それまでの情報に基づいて決定されるだけでなく、現在の周囲の状況や、状況が今後変化する可能性も考慮に入れて決定されなければならない。

システムにはエラーが内在し、アクシデントは、特異な状況における些細な欠陥の積み重なりが原因であることを考えれば、過去の経験に基づくルールに従いつつも、今後を予見することが重要なはずだ。したがって、過去のインシデントから導き出したルールや、次の大惨事もこれまでと似たような状況や、同じような回路の組み合わせから生じるだろうという考えで定めたルールだけでは不充分なのだ。一つとして同じ状況などないのである。

過去を振り返ることは必要だが、それだけでは不充分だ。バックミラーからの情報だけでは、自動車を運転できない。ドライバーは、カーブ、滑りやすい路面、道路工事、穴ぼこ、停車中の車両など、前方の状況にも注意しなければならない。このような状況が再現されうるとしても、その時々の個々の要素の条件や関連の仕方は異なるだろう。カーブや道路を横切る歩行者など、前方に障害が生じれば、ドライバーは、状況に応じて運転を変え、交通事故を未然に防ぐはずだ。

現在、安全分野の研究者たちは、システム全体が破綻しないよう、調整し、適応し、常に障害をチェックする能力について研究している。彼らは、破綻とレジリエンスをしばしば対比させて語る。状況の多様性に応じた柔軟性のほうが、前例主義に基づく硬直性よりも好ましいというのだ。というのは、硬直性はシステムの崩壊につながるからだ。複合系システムの管理者たちは、安全策において次第に柔軟性を重視するようになってきた。彼らは、過去に経験したシステムの機能不全から予期されることと、これから発生しうることを常に同時に考えるようになったのである。たとえば、アメリカ軍は、プロトコールに縛られるよりも、状況に応じて行動する方針を即座に採用した。[21]

しかし、こうした方針を採用する適応型複合系システムの安全責任者たちは多くない。複合系システムの専門家たちは、「米国医学研究所が定義する医療の安全は、過去の歴史に基づく戒律のようなものだ」と批判している。というのは、そうしたやり方では、予想外の状況にうまく対応できないからだ。そして、予想外の状況こそ頻発するのである。[22]

アメリカにおいて、三年間にわたって一〇〇施設以上の医療機関を対象として、日常的に行われる外科手術後の患者の死亡率についての調査が実施された。[23]この調査では、患者の年齢、一般的な健康状態、関連疾患などを調整した上で、虫垂炎、大腿骨頸部骨折、胆石などの単純な手術において最も死亡率が高かった病院と、最も死亡率が低かった病院が比較された。すると死亡率には、何と一倍から二倍の開きがあった。だが、死亡率は手順の適用や遵守状況とは関連がないことが判明した。二つの病院群の間では、手順に関する違いは一切確認できなかったのである。常識に反し、死亡率は合併症（院内感染、静脈炎、肺塞栓、腎不全など）の頻度とも関係がなかった。二つの病院では、同じ頻度で合併症が発生していた。

では一体、この死亡率の違いは、どこから生じたのだろうか。合併症への対処の仕方に違いがあったのである。つまり、予想外の出来ごとに対する対処の仕方が異なっていたのである。どのようにして合併症を早期に発見できたのだろうか。誰が、事前に予測して決定を下したのだろうか。第一報に接した時、医療チームはどのように対応したのだろうか。調査方法ならびに応急処置は、どのようなものだったのだろうか。誰もが疑問に思うのは、迅速に対応できる医療チームと、そうでない医療チームが存在するのは、なぜなのだろうかということである。「チーム医療」という言葉がよく用いられるが、その定義は明確ではない。医療手技の手順や合併症に関する詳細な指標は、（死亡率に関する指標も含めて）たくさんあるのに、医療チームの能力と対応力を評価する指標は一つもないのだ。

患者に医療行為を施す際には、（チェックリストを用いた）確認作業を行う。標準的医療行為の指標として、推奨される手技・手法（ベストプラクティス）がある。医療行為を実施する前には必ず、医学的・外科的戦略が練られる。そうはいっても、実際に医療行為を行う過程の中で（緊急事態という火の粉がふりかかっている場面とさえいえるかもしれない）、想定外の出来ごとが発生した際には、その時の行動が患者の予後を左右する。緊急時には、事前に定められた任務を盾として身を隠すことはできない。（そのような場面に直面した）一人ひとりがイニシアティブをとって打開策を模索しなければならないのである。

パラダイムシフト

チームとその構成員

予め決められた対応と予測との違い（そしてつながり）、あるいはより幅広い意味では、手続き遵守と自律性重視の違いを理解するには、ラグビーのチームを考えてみるとよいだろう。ラグビーのルールは決まっており、試合前に相手チームの戦力やそれまでの対戦における選手の反応といったデータを詳細に分析した上で、注意深く作戦が練られる。ところが、勝敗の決め手は、試合中の自律性である。得点をあげるという目的のために、各プレーヤーは最良の位置について、たとえ自分に向けられたボールでなくともボールをとろうとする。

（クレルモン＝フェラン〔フランスの中央高地に位置する都市〕の心臓外科医シャルル・ド・リベロール教授の表現によると）複雑系システムで働くのは「乗組員」だが、複合系システムでは「チーム」だという。

つまり、複合系システムでは、チームのメンバー全員が一つの目的のために働いている。「大きな衝撃」を受けた際には、メンバーは相互に持ち場を交代できる。ラグビー選手、山岳救助隊員、救急救命士、さらには戦地における斥候など、彼らは予測できない変化する環境で活動する。

これとは逆に、航空機のような複雑系システムでは、「乗組員」各自の役割は、詳細に定められている。同じ特性と能力をもつ乗組員（パイロット、航空整備士、チーフパーサーなど）同士でしか役割を交代できない。つまり、乗組員各自は、自分以外の役割をこなすことはできない。すべては予測され、プロトコールによってコントロールされているのだ。「チーム」は予測できない状況に置かれているのが常だが、「乗組員」は想定外の事態に遭遇してはならないのだ。

成功について考える

ほとんどの規制当局は、発生した有害事象にばかり目を向け、成功例については考慮しない。メディアでは、大惨事は報道されるが、臨機応変に行動した現場の機転が伝えられるのは稀である。われわれの文化は、成功の文化というよりも失敗の文化であり、自律性によって未来についての予測の領域が切り開かれる文化というよりも、過去に基づいて構築される規範と規律の文化である。

適応型複合系システムには、本質的にエラーが内在する。一方で、未来を予測することによって窮地から脱出するのは、人間にしかできないことだ。大惨事は、ある場所、ある時点における特殊な状況の積み重なりによって起きる。したがって、同じように繰り返すことはない。一方、成功は汎用性のあるモデルであり、他の状況にも適用可能だ。

レジリエンスの代償

想定外の事態に直面した場合であっても、大惨事に至らないようにするのがレジリエンスである。しかし、レジリエンスにより、不安定さや軽微なエラーが生じる余地が残る。こうした状況は、列車や航空機、その他の交通機関のように、時間通りに運行しなければならないという制約が課せられているシステムでは許容できないだろう。しかし、医療分野、とくに救命救急のように、毎回、異なる状況に対処しなくてはならない分野では、その限りではない。

医療においては、あらゆる状況に適応し、変化に対応し、応急処置を実施し、重大な有害事象を回避しなくてはならない。そのため、完璧な一貫したプロセスは実現できず、患者の待ち時間は長くなり、混乱は生じ、面倒なことも起こる。クオリティー〔質の管理〕の観点からは、医療システムのこうしたあり方は、「パフォーマンスが高い」とはいえないのかもしれない。しかし、すべての手順を遵守する完全に定められた医療システムのほうが望ましいのだろうか。そうした場合、関与者全員が揃わなければならないために、診療が遅れることになる。とくにバカンスシーズンの待ち時間は長くなり、その間に病状が悪化することもありうる。それとも、さまざまな不都合はあるにせよ、患者を救う医療システムのほうが望ましいのだろうか。

ところで、大惨事が起きる可能性が高まるほど、システムは、状況について統制のとれたビジョンをもって、レジリエンスを発揮しなければならない。調整された戦略をきちんと立てずに、その場しのぎの対策を打ち出すのでは、状況に適応できない。

ミュンヘン・オリンピック開催中に選手が誘拐された時、数百名の警官が選手に変装したが、彼らは何とヘルメットを被り、背中に銃を背負っていた。適切な戦略的ビジョンに基づいて命令は発せられたのだが、命令間の調整がうまくいかなかったのだ。すなわち、人員を増やせという命令、選手に変装しろという命令、敵の攻撃に対して準備しろという命令、自分の身を守れという命令である……。こうして滑稽な仮面舞踏会にいたったのだ。命令を単に重ね合わせるのではなく、それらを統合するのがレジリエンスである。

さらに、変更に関する決定は、当事者らが危険の少ないより平坦な道のりを進むために、彼らの間で了解されなければならない。この決定は、それまでのやり方を変化させる。つまり、変更は、本来の長期的な目標を断念し、状況に適した、あまり欲張りすぎない短期的な目標を設定するという犠牲を伴うのだ。安全性を高めるために、生産性、評判、効率性を犠牲にするのは、難しい決断だ。死を避けるための切断手術、後遺症を残す脳腫瘍の手術などは、後遺症なく回復させるという、当初の目的の見直しが要求される、難しい決断である。

技量、予測能力、レジリエンス、才能、これらはすべて変化にうまく対応する能力をさしている。ただし、そのためには、代償を覚悟しなければならない。明文化された規則に逆らい、規定された規則があっても、必要であれば、現場で指揮を執り、新たな方針を採用するように周囲を説得するのは、骨の折れる仕事だ。状態が悪化している患者を前にして、イニシアティブをとる、予定されていた治療を変更する、医療現場の階層の中で、分を超える行動をとるなど、看護師はレジリエンスという枠組みの中で、自分の任務を果たす。しかし、もちろん、看護師は既存の指示に従うこともできる。

二〇〇九年一月一五日、ニューヨークを離陸直後に鳥の群れと衝突して、エアバスA三二〇の二つのジェット・エンジンが共に停止し、翼の一つは火に包まれた。だが、六七歳のパイロット、チェズレイ・サレンバーガーは、ハドソン湾に張った氷の上に機体を不時着させた〔このエピソードについては、解題一九二〜三ページを参照のこと〕。管制塔は、Uターンして離れたところにある空港に不時着するよう指示したが、彼はその指示に従わなかった。これは安全のために、彼の〔危機に際して今後の展開を〕予測する能力が役立った例証だ。彼の予測能力のおかげで、乗客の命が助かったのである。メディアはこれを「ハドソン河の奇跡」と称した。この奇跡は、おそらく彼が元アメリカ空軍のパイロットであり、アメリカ空軍では、事前に規定されたルールの遵守よりも現場における予測能力のほうが重視されるという事実と無関係ではないだろう。

惰性とカオス、真実と弁明、規則遵守と自主性の尊重、過去と未来……、反歌の終わりで、生命の意義にひと突き参る〔エドモン・ロスタン作の戯曲『シラノ・ド・ベルジュラック』の中で、主人公が即興詩を唱えながら恋敵と決闘し、相手を倒したときの台詞を借用した文句〕。

おわりに

この本を締め括るにあたって、「前途を見はるかしたい」のであれば、同時に考慮すべき現代における二つの事実を強調しておきたい。

近年になって、われわれは、自分たちの暮らしのために、調整が行き届いた機械的なシステムではなく、自己組織化する適応型複合系システム（コミュニケーション、金融、教育、医療、運輸など）を構築してきた。だからこそ、われわれの日常にはエラーがつきものなのだ。

しかし、それらの新たな複合系システムを構築しながらも、われわれは人類誕生時からその中で生きてきた適応型複合系システムから離れようとしている。

それゆえ、われわれが構築している適応型システムの意義を定義しながら、われわれは同時に、自然のプログラムから切り離されてしまった人類の生命の意義について、改めて考えてみる必要があるのだ。

自然の進化から切り離された人類

われわれが現在にいたるまでに知っている、適応かつ進化型のシステムの唯一のモデルは自然であった。これまでに見てきたように、生物の世界では、遺伝子転写においてさまざまなエラーが起きるが、環境に適応したものと適応していないものとの、自然選択による選別には、二つの方式しかない。すなわち、有害なエラーが起きた際には、家族の構成人数を制限するか、子孫を（基本的に乳幼児期の死亡によって）残せないようにするかの二つである。

ところが今日、人類については、そのどちらの方式による選別も行われなくなった。大半の国において、乳幼児の死亡率はきわめて低く、家族の構成人数はほぼ同じである（どの家族でも子供の数は、二人から三人）。生物の世界は進化し続けているのに、人類は硬直化している。われわれは、人工的な手段をもって環境の変化に適応している。たとえば、冷房や暖房、感染症予防や抗生剤の使用、食物の保存、食糧の過剰な国と不足する国との間での貿易などである。

自然選択から解放された人類は、性や家族について、それまでとは異なる考え方をもつようになった。生物の世界の進化という領域から抜け出した人類は、第三者として世界の進化を眺めるようになったのである。「人類と自然の一体的結合」は、「人類対自然の関係」に置き換わり、人類はこうした関係の概念により、生物多様性を保持しよう、予防的に自然の保全を推進しようとしている。われわれは、人類と自然とが歩む道が、危険なまでに離れてしまうのではないかという恐れから、自然が変化するのを封じようとしているのである。

自然と人間との段階的な相互の適応が失われ、その必然的帰結として、生物の世界において二つの部分（人間とそれ以外）が分離して進化する、こうした自然と人間の分離という問題について、人類は分析し、制御しなければならない。

偶然と必然という考えから抜け出した人類は、何でもやってみよう、「可能なら何でも試してみよう」といった考えをもつようになり、自らの知識や生じる被害を埋め合わせられる自己のキャパシティだけが、可能性の限界を規定すると考えるようになった。エラーの発生を防ぐことはできないが、すでに医療の分野では、出生前診断や着床前診断（これらは優生学と紙一重）、あるいは、ある人の身体を修理するために他の人の身体から「部品」を調達する（移植）など、人為的な選択が行われようとしている。われわれは、すべてのエラーを消し去ろうとし、またあらゆる手段を用いて他者を救おうとしながら、生命の根源的問題を再度見直し、限界なき可能性への挑戦という道を進もうとするのだろうか。

それとも逆に、イノベーションを生み出すエラーを制限して、絶対安全で、用心深く、慎重を期した世界に向かおうとするのだろうか。われわれは、人類が自然の進化からあまりにも大きく、また、あまりにも急速に乖離しているのではないかという懸念から、人類の活動が自然や地球の未来におよぼすリスクを減らし、人類によって引き起こされる災禍の影響をできるだけ最小限にとどめようという予防（原則）の考えを、極限にまで押し進めようとするのだろうか。これら二つの極端な道筋の間に、妥当かつ論理的な道筋は存在しないのだろうか。

われわれには、人間社会における善悪を判断する助けとなる倫理が必要だ。もっと正確にいうならば、これまで環境に対して、「自然」が善悪を判断する役割を演じてきたが、自然選択が消滅するにともなって、「生命倫理」が必要となるのである。

人類は自らの環境を一変させる

われわれは、人類がインターネットを通じたコミュニケーションのような複合系システム、あるいは医療、教育、金融などの複合化したシステムをつくり出すという新たな時代に生きている。人類は意識しないうちに自分たちが自由に扱える道具の構造を根本的に変化させた。そして人類は、自分たちが創造した物であっても、制御できなくなった。すなわち、自己組織化する適応型複合系システムでは、「監視」やトップダウン型の指令は機能しないのだ。こうした旧来の制御手法では、安全を推進できない。エラーの発生を前提とする適応や進化において、安全を推進するのは自律性である。

適応型および進化型システムが機能する上で、エラーが起きるのは必然である。われわれは有害事象がおよぼす影響を制御しつつ、エラーの恩恵に預かるのだ。エラーなしの進歩などありえないのである。

安全性を高めるには、われわれは、精密に調整されたマシンでは機能する、命令、ルール、プロトコールといったツールをこえて、自覚、事前予測、レジリエンスなどを活用しなければならないと気づいた。われわれは、事前予測や判別する能力によって危険を避け、一方で、個別特異的なシチュエーションに関するルールやプロトコールも遵守する。つまり、今後起こることを予測して対応する視点と、過去を振り返る視点の両方をうまく混ぜ合わせるのである。

責任や罪を探し出すのではなく、システムの安全性を高め、エラーが生み出す負荷を軽減し、システムの犠牲者を救済するのが、われわれの責務だ。責任者で犯人なのは、システムそのものなのだ。妊娠期間中に病気に罹ったために、先天性疾患をもつ子供が生まれたとしても、それを母親のせいだと思う人はいないだろう。母親は周りからのサポートを受け、慰められる。自然災害が起こったからといって、われわれは犯人を見つけ出そうとはしない。災害による負荷を軽減しようとし、事故のリスクを低減しようとし、被害を修復しようとするはずだ。ラクイラ地震〔二〇〇九年にイタリア中部で発生した群発地震。三〇〇人以上の死者を出した〕を予知できなかったとして、イタリア地震委員会の専門家たちの罪が問われた事件は、科学界全体を震撼させた。通常われわれは、自然が引き起こすエラーについて、価値判断をしたり、罪の概念を当てはめたりはしない。人間がつくり出した適応型複合系システムによって生じるエラーにも、同様の考え方を当てはめようではないか。

しかしながら、われわれは、意図して、あるいは意図せずに、構築した適応・進化型複合系システムの意義について自問しなければならない。すなわち、システムが生み出す負荷に耐えなければならないとすれば、それはなぜなのかを、われわれは知っておく必要があるのだ。

唯一の目的、唯一の倫理

複合的な集合体は、それ自身を問いただし、あるいは攪乱するような環境に常に直面しているため、この集合体に明確な目標を付与することがきわめて重要なのだ。というのは、明確な目標がないと、医療システムにおいてみられるように、システム内の部門間の対立や矛盾が先鋭化し、システム内の組織化における進化が妨げられるからだ。

医療システムにとって大切な価値は何なのかを、これまで誰も説明してこなかった。各自がばらばらに、医療システムに関する大切な価値を定義してきたにすぎない。大切な価値は、たとえば、患者の寿命、あるいは健康寿命（これはヨーロッパにおいては指標とされている）を延ばすこと、回避可能なことを回避すること（死亡、入院、合併症を避けること）、厳しい収支状況で支出を抑制すること、システムの効率性をあげること（費用対効果の最適化）、医療および医療産業の市場を拡大して雇用を創出すること、かかりつけ医制度を普及させること、患者の要望に応えること、医療と福祉との連携を図ることなどである。

医療という適応型システムにおいて、われわれは選択を誤ったのだろうか。目標の一貫性のなさ、トップダウン型で朝礼暮改の決定、指示・命令系統が複数あることによる混乱、現場にうまく適応できないような管理手法や不適切な指標の設定、必要性の感じられない疑問視したくなる命令、経済情勢というプレッシャーをうけて、毎年とさえいえるペースで次々と制定される法律などに鑑みると、道を誤ったのかもしれないと思いたくなる。

ところが本来、医療システムにおけるケアの目的は、ただ一つのはずなのだ。その唯一の目的は、患者の健康状態を改善させることだ。したがって、患者を中心として構築される組織の評価は、臨床上の成果（死や合併症、障害の数を減らし、ＱＯＬを高めること）に基づいて行われるべきである。

システムとして大切にすべき価値が定まり、目標が決まれば、われわれは、（エラーを受け入れられる）柔軟性のある方策をとることができ、自分たちがつくったそれらのシステムについて許容可能な変動範囲を設定できるようになる。すなわち、それがシステムにとっての善と悪を判断することである。さらに詳しく述べるなら、われわれが構築した適応型複合系システムにとって、倫理は何を意味するのかということだ。それはもはやナイフ、銃、原子力のように、道具や機械類の有益性と有害性を把握するのではなく、進化するシステムに、どれほどの自律性を許容するのかということだ。

各システムにおいてかじ取り役を果たすこうした「倫理」があるからこそ、適応型システムは、不測の事態や未知の状況に直面しても、おのずと自己調整し、適応進化をとげることができる。それはシステムに際限のない自由を与えるのではなく、弾力性やレジリエンスを付与することである。それらは、システムの意義を規定する基盤、つまり、システムの目標を維持するための指針から導かれるものである。

「倫理」という概念には、三つのレベルがある。一つめは、柔軟性の範囲を規定することである。

二つめは、環境の進化についていくのか、それともそれとは分岐するのかということである。三つめは、定められた価値観に基づく方針あるいは達成すべき目標と、実際の行動の方向性とを一致させることである。

複数の倫理、唯一の意義

適応型複合系システムの各々が、独自の目標と「道徳」をもつ生物のようであるのなら、システムの目標、手段、柔軟性の許容範囲を完全には定義できないシステムについては、われわれは、システムが勝手に自己調整し、システム同士が互いに適応するのを受け入れるべきなのだろうか。われわれが構築したシステムは、偶然にまかせて進化するのだろうか。それとも、ある特定の方向に向かって（何らかの意義をもって）進化するのだろうか。適応型システムの柔軟性を超越する倫理もあるのではないだろうか。すべてのシステムに共通する目標（あるいは意義）もあるのではないだろうか。民主主義が深まれば、共生という概念が広まり、さらなる「ユマニチュード[24]〔人間性の確立〕」が可能になるのではないだろうか。さまざまなシステムに共通するというよりも、人類に共通する意義、すなわち、生命の意義というものがあるのではないだろうか。

医療システムの場合、どのようなイノベーションなら（それにはエラーやアクシデントが付随するとしても）システムとして受け入れ可能なのだろうか。今日、『生命倫理法』で定義されている「善」そして「悪」とは、いったい何なのだろうか。法に違反する行為が許容される幅は、どの程度なのだろうか。「倫理」、つまり許容できる柔軟性の範囲の定義は、われわれの叡智、つまり、われわれの生命の意義と相関しているのではないだろうか。

一貫性という観点からすれば、適応型複合系システムの意義と倫理を、生命の意義や道徳から切り離すことはできない。進化する構造物に対して、それがわれわれの手元から離れてしまう前に、われわれが探し求める生命の意義と合致する意義を、与えようではないか。

原注

(1) C.Perrow, *Normal Accidents : Living with High Risk Technologies*, Princeton University,1999.

(2) J.- G.Ganascia, *Voir et pouvoir: qui nous surveille?*, Le Pommier, 2010.

(3) Débats et rapport du Parlement sur les objectifs de la tarification à l'activité, 2010.

(4) S.Campbell *et al.* (2007), « Quality of primary care in England with the introduction of Pay for Performance », *New England Journal of medicine*, n°352, p.181-190.

アメリカの公衆衛生学の研究者たちは、医療の質と医療パフォーマンスの向上は、両立しないと報告している。その理由は、「パフォーマンスによって診療報酬が決められる仕組み（ペイ・フォー・パフォーマンス）」の導入により、その仕組みが適用されない患者を含め、どの患者についても、患者に質の高い医療を提供しようというモチベーションが下がるからだ。: S.Woolhandler, D.Ariely, D.U.Himmelstein, "Why pay for performance may be incompatible with quality improvement" (2012), *British Medical Journal*, n°345 (editorial).

フランスでは、疾病保険金庫のイニシアティブにより、金庫と医師との個別契約にペイ・フォー・パフォーマンスの仕組みが導入された。その際、医療費の削減という評価基準（たとえば、ジェネリック薬品の利用）も加えられた。医師の組合は、こうした仕組みを推奨するのを嫌がった。というのは、金庫と医師との個別契約は、医師の団体としての使命と相反する恐れがあったからだ。しかし最終的には、疾病保険金庫が医師の組合と協議した際に、組合は「思いがけない幸運」ともいえるこの仕組みに飛びついた。組合は、ペイ・フォー・パフォーマンスの仕組みを専門領域にも適用することで、医師の収入を容易に増やすことができると考えたのである。この「思いがけない幸運」の恩恵に浴した最初の専門医は心臓専門医だった。他の専門医もこの仕組みの導入を要求した。医師たちには「思いがけない幸運」でも、イギリスでの経験やアメリカでの考察からすると、公衆衛生にプラスの効果があったとはいえない。よいと思われることであっても、あるアクションがおよぼす影響を予測するのは難しいものである。

(5) G.M. Lee *et al.* (2012), "Effects of nonpayment for preventable infections in US hospitals 2010", *New England Journal of Medicine*, n°367, p.1428-1437.

(6) E.Nolte, C.M.McKeen (2008), "Mesuring the health of nations : updating an earlier analysis", *Health Affairs*, vol.96, p.58-71.

(7) J.Tan, H.J.Wen and N.Award (2005), "Health care and services delivery systems as complex adaptative systems, examining chaos theory in action", *Communication of the ACM* (Association for Computing Machinery), vol.48, n°5, p.36-44.

(8) "Medical bills after all, are the leading cause of personal bankruptcy in the United States". Lisa Rosenbaum and Daniela Lamas, « Cents and sensitivity-teaching physicians to think about costs », *New England Journal of Medicine*, n°367 (2), p.99-101.

(9) P.Michel, DRESS (Direction de recherche et études du ministère de la Santé), 2011.

(10) L.Leape *et al.* (2009), "Transforming health care : a safety imperative", *Quality & Safety in Health Care*, vol.18, p.424-428.
　ノースカロライナ州では、医療安全強化キャンペーンが行われ、州内の医療機関の九六％が参加した。だがその六年後、有害事象の発生率には何の変化もなかった。C.P. Landrigan *et al* (2010), "Temporal trends in rates of patient harm resulting from medical care", *New England Journal of Medicine*, n°363, p.2124-2134.

(11) そうはいっても、人体の不安定さがある限り、リスクを完全にゼロにするのは不可能である。複合系システムをいくら複雑にしたところで、不測の事態は常に発生しうる。

(12) *When Things Go Wrong : Responding to Adverse Events. A Consensus Statement of the Harvard Hospitals*, Massachusetts Coalition for the Prevention of Medical Error, 2006.

(13) 「客観的真実の発見と、真実だと自身が主張する命題を〔相手に〕受け入れさせるテクニックとを明確に区別すべきだ。前者は、判断力や考察力、経験といったことを要求し、特別なテクニックの対象ではない。一方、後者はまさに、論争術の意図するところである」, *L'art d'avoir toujours raison*, Mille et une nuits n°191, 2010.

(14) www.bristol-inquiry.org.uk

(15) イギリス議会における報告書。"Learning from Bristol", *Bristol Royal Infirmary Inquiry*, 2001.

(16) 公開討論会 HAS-IDS.

(17) 前掲の国（DRESS）による調査（ENEIS）。

(18) P.Chevalier, "Les revues d'analyse des accidents médicaux :quelles incidences sur la responsabilité

pénale des médecins et soignants”（「医療事故分析のレビュー：医師や看護師の刑事責任が問われたインシデント」）, *Revue de droit sanitaire et social*, n°6,2008, p.1080-1087.

⒆ L.T.Kohn *et al.*, *To Err Is Human : Building a Safer Health System*, Institute of Medicine, National Academy Press, 2000.

⒇ エリック・ホルナゲルは、レジリエンス・エンジニアリングの先駆者の一人だ。レジリエンスは、早期に動的安定への影響は最小限で、障害に対して反応する、もしくは障害から回復する、システムもしくは組織の能力、と定義できる」ホルナゲルの著書『レジリエンス・エンジニアリング』の脚注21参照。

(21) T. Petzinger, *The New Pioneers : the Men and Women Who Are Transforming the Workplace and Marketplace*, Simon & Schuster, 1999.

(22) David Woods, chapitre 2, “Essential characteristics of resilience”, page 27, in E.Hollnagel et N.Leveson, *Resilience Engineering, Concepts and Precepts*, ASHGATE, 2006, www ashgate.com.

(23) A.A.Ghaferi, J.-D.Birkmeyer et J.B.Dimick(2009), “Variation in hospital mortality associated with inpatient surgery”, *New England Journal of Medicine*, n°361, p.1368-1375.

(24) アルベール・ジャカールが*L'Héritage de la liberté : de l'animalité à l'humanitude*『自由の遺産：獣性から人間性へ』éditions du Seuil,1991. で用いた表現を引用した。

解題　医療事故——エラーを受け入れるには

入江芙美

第1章　エラー称賛から医療安全へ

医療とエラー

「エラー」というのが、この本の主要テーマである。原著のタイトル『エラー称賛（*éloge de l'erreur*）』だけをみると、いったいどういった分野の本なのかわかりづらい。著者のローラン・ドゴース氏は、パリ第七大学医学部の名誉教授であり、血液学を専門として長年臨床および研究に携わってきた人物であるが、キャリアの途中から、医療行政にも関わるようになり、二〇〇〇年代、フランスにおいて医療の質や安全性の向上を担うために設立された高等保健機関（HAS: Haute Autorité de Santé）の最高責任者を務めた。よって、本書は、エラーそのものに関する学問書ではなく、エラーについての理解を深めることで、医療の安全性を高め、さらには、よりよい医療システムを構築していくことに主眼をおいている。

著者は「はじめに」で、医療という複合系システムにおいて、その安全を揺るがすものとして、いかにエラーが敵視されているかに触れる。しかしまた、いくらエラーを排除しようと躍起になっても、相も変わらず有害事象が生じているという現実を突き付ける。そして、エラーを排除するのではなく、むしろ、エラーを称賛し受け入れるべきだという発想の転換を打ち出す。続く、第一部において、著者は生物界を例にとって、エラーは必ずしもマイナスの結果をもたらすばかりではないことを説明する。そもそも、エラーがあるからこそ進化があると説くのである。「失敗は成功の母」とはよく言うが、その実例を次々と提示する。そして、システムの安全を阻害する要因として敵視されるようになったエラーこそが、システムを維持する鍵だと説明する。システムの機能不全を、それがまだ軽微なうちに知らせるのがエラーであり、エラーというアラート装置があるからこそ、システムが致命的なアクシデントによって壊滅的な打撃を被る前に、対処することができるというのである。この第一部をふまえて、第二部で著者は、医療安全のための具体的な取り組みへと論を進め、エラーを前提としたシステムのあり方を提案している。

　医療安全の普及啓発を業務とする筆者（入江）にとって、本書は、日ごろから漠然と感じていたことを、整理して提示してくれたように感じられた。医療安全は、日本においてもフランスと同様に、二〇〇〇年頃から、医療政策上の重要課題となっている。しかしながら、まさにドゴース氏が指摘するように、医療システムからエラーを排除しようという試みは、思ったほどの成果をあげていない。予期せぬ合併症や死亡といった有害事象の発生は決してゼロにはならない。現場の医療従事者は、本当にこれでよいのだろうか、という思いを抱えている。こういった閉塞感を打破するためには、エラーへのアプローチの仕方を変える必要がある、という著者の主張は、私には魅力的に思えた。本書は、日本において医療安全を推進していく上でも示唆に富む内容を含んでおり、是非日本の読者に伝えるべきだと確信した私は、翻訳を引き受けることにした。

なぜ今、医療安全なのか

翻訳を進めていた二〇一四年初夏、パリのお宅にドゴース氏を訪ねた。フランス語で書かれていることを字面どおりに日本語に変換するだけでは、行間にひそむニュアンスがこぼれ落ちてしまう気がしたためである。著者に会って、この本の背景にあるコンテクストや著者の考えについて直接きいてみようと思ったのだ。

氏の自宅は、パリ九区、オペラ座やプランタンデパートまで歩いて約一〇分という、パリのど真ん中にあった。大きな通りに面した重い扉をおして中庭に入ると、表の通りの喧騒がうそのような静けさだ。中庭をつっきったところに、こんもりとした緑のアーチが連なるお庭があり、そのアーチをくぐった先が玄関のようだった。しかし確信がもてず、お庭の前でどうしたものかとためらっていたところ、感じのよい女性が出てきて「日本からお越しになったんですね。どうぞお入りなさい。お待ちしていました」と声をかけてくれた。そこで、緑のアーチを進むと、ドゴース氏が玄関口に立っており、にこやかに「こちらですよ」と迎え入れてくれた。玄関を入ってすぐ右の食堂に通され、ドゴース氏のすぐ横の席をすすめられた。初対面とは思えないくらいに打ちとけた雰囲気であったため、私の緊張は一気にほぐれた。先ほどの女性が奥様ということで、コーヒーやチョコレート、焼き菓子をテーブルに並べ、温かくもてなしてくださった。ドゴース氏はちょうど学期末が近く、大学の用務がたてこんでいるということであったが、こちらの質問にとても丁寧に、時間をかけて答えてくれた。

一連の質問の中で、なぜ、今、このような医療安全に関する本を書いたのかと訊ねたところ、ドゴース氏は、長年にわたり、医療安全のための様々な取り組みがなされてきたにもかかわらず、状況が変わっていないことを踏まえ、エラーに関する根本的な考え方、アプローチの方法から変えるべきだと提言したかったのだと答えた。まさに、この本の中で、私にとって最も印象的だった点である。この本によって、医療安全の問題は、先進国共通のテーマであり、フランスも日本と同じようなことで悩んでいると確認することができた。インタビューの中では、逆にドゴース氏が日本の状況について訊ねることもあった。特に、医療事故報告制度、事故原因の分析・調査のための資料の開示、医療と司法との関係といったことに関心が高く、歴史・文化・社会的背景の異なる二国の相違について、話は尽きなかった。他国の状況を知ることで、自国が直面している課題を相対化してみることができる——そう氏は語った。

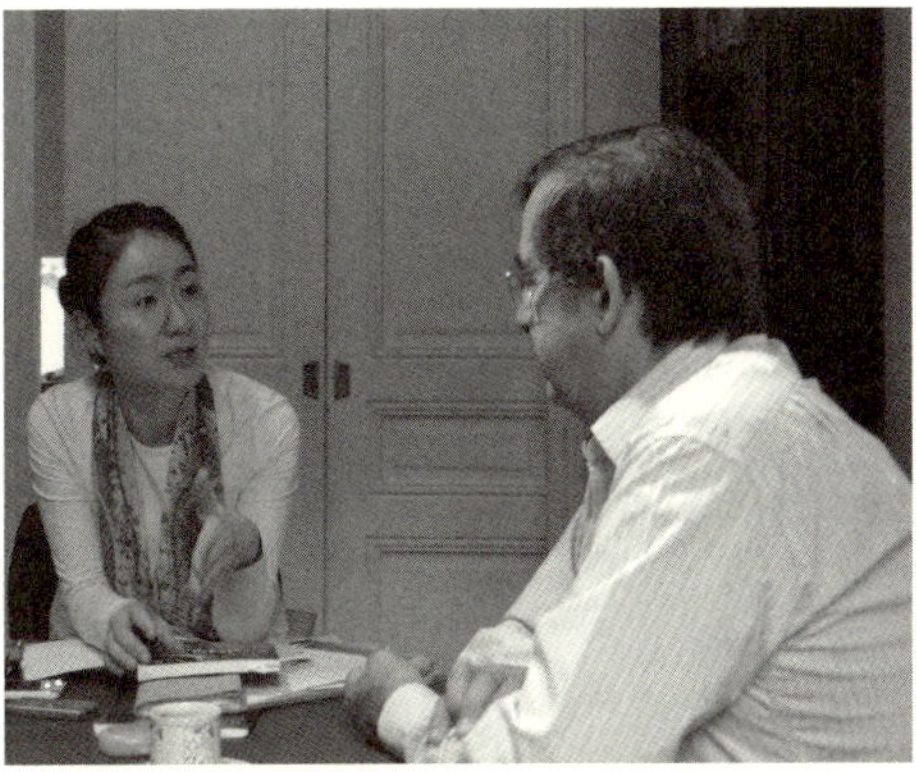
ドゴース氏の自宅で氏にインタビューする筆者

エラー・ルネサンス

広辞苑で「エラー」をひくと「誤り。過失」とされている。さらに、「過失」とは何かというと「あやまち。しくじり」であり、決して肯定的な語感ではない。「ミス」というのも「失敗すること。過失」と定義され、同様の括りに入れられる語であろう。日本語には、そもそも「失敗」という語もある。これは「やってみたが、うまくいかないこと。しそこなうこと。やりそこない。しくじり」という意味である。いずれにしても、何かをしようとして、できなかった場合に使われる否定的な語である。

しかし、著者は、むしろエラーを肯定的にとらえようとする。原著タイトルの『エラー称賛』という表現は、一見すると逆説的である。けれどもエラーと称賛という語の結びつきは、まったく不自然ではない。著者は、まず、その語源に遡って説明している（本書六頁、以下同様）。ラテン語の〝errare〟（あちこちに行く、さまよう、放浪する）を語源とする「エラー」は、同じくラテン語の〝fallere〟（違反する、背く、欺く）を語源とする「フォルト」とは根本的に異なる。もともとのエラーという語にはフォルトほど明確にネガティブなニュアンスはなかったのだ。著者は、エラー、つまり、「さまよい」というのは、予期せぬものとの遭遇をうむ「進化の源」であると説く。そして、いつの間にかエラーという語にしみついたマイナスのイメージを払拭し、エラーの復権を図ろうとする。それは、やや大げさな言い方かもしれないが、神中心の中世の時代に、抑圧され、忌避されていた人間性の復興を図ったルネサンス時代の試みのようである。

フランス人は哲学を愛する国民性ゆえか、非常に言葉を大切にし、時に過剰と思えるくらいに、言葉にこだわる。よって、著者の「エラー」という対象をとらえようとする際に、ラテン語の語源に遡るという姿勢はよく理解できる。確かに、言葉はそれを通じて世界を理解する大切な道具である。また、世界をみるためのフィルターともいえ、そのフィルターが歪んでいれば偏向したものの見方になってしまう。そこで、遠回りかもしれないが、日本における医療安全分野の言葉について、少し整理しておきたい。

アクシデントとインシデント

日本の報道においては、しばしば「医療事故」「医療過誤」「医療ミス」といった語を目にする。では、「事故」とは何だろうか? 広辞苑は「思いがけず起った悪い出来ごと」と定義している。フランス語で対応する語は〝accident〟(アクシデント)である。ラルース仏語辞典をひくと、「人や物に対して多少とも損害を与えるような影響をもつ偶発的な出来ごと」とされている。日本語と同様に、「思いがけない=偶発的」であり、かつ「悪い=損害を与える」という二つの意味が含まれている。そもそもの語源はラテン語の〝accidere〟で、これは「~に倒れてくる、ふりかかってくる」という意味で、偶然性のニュアンスが強い。かつてはアクシデントというのは、ランダムに発生し制御不能な事象だとされていた。そこに神の意思をみるのが中世であったが、近代に入って、アクシデントは宗教的意味のない偶然だと捉えられるようになり、数学的な確率論によって扱うことが可能で、管理制御すべき事象となった。

一方、アクシデントによく似た語として〝incident〟(インシデント)がある。医療安全の分野では頻繁に使われる語である。これも語源はラテン語で〝incidere〟である。アクシデントと同じく〝cid〟という文字を含んでおり、これが「ふりかかる」という意味をもつことから、やはり偶発的なというニュアンスをもち「出くわす、たまたま見つける」と訳される。現在の語の使われ方では、「(事態の進行を乱す)ちょっとした事件」といった意味で、アクシデントと比べると軽微な出来ごとで、その影響は限定的というニュアンスで用いられる。

本書の中でも、アクシデント、インシデントという言葉が何度も出てくる。その際、必ずしも「損害を与えるもの」というネガティブな意味ではなく、偶発性に着目し、「予期せぬもの」という意味で使われていることもある。エラーという一般的には否定的な意味をもつ言葉についても、その語源に遡り、なんとかニュートラルに捉えようとする著者は、「アクシデント」「インシデント」についても新たな意味づけをしているのである。このアクシデントを「事故」という日本語に変換してしまうと、「損害を与える」ものという面が強調され、「ランダムに起こる」出来ごとという点がわかりにくくなるように思う。

医療安全分野での定義

こういった背景をもつ「インシデント」「アクシデント」「事故」という語は、日本の医療安全の分野では、さらに特別な定義づけがなされた上で使用されている。

まず「インシデント」については「患者の診療やケアにおいて、本来あるべき姿からはずれた行為や事態の発生を意味する」と定義される。インシデントには「患者に傷害の発生しなかったもの」も含まれる。これは、医療界では「ヒヤリ・ハット」として知られているもので、患者に実際に被害（傷害）が発生することはなかったものの、日常診療の現場で「ヒヤリ」としたり「ハッ」とした出来ごとを指す。例えば、ある医療行為が、①患者には実施されなかったが、仮に実施されたとすれば、何らかの被害が予測される場合、②患者には実施されたが、結果的に被害がなく、また、その後の観察も不要であった場合等を指して用いられる。

このインシデントという言葉は、よく「インシデントレポート」という表現で使われる。現在、医療機関では、機関内で発生しているインシデントを把握するための報告制度がしかれている。医療機関の職員は、日常の業務の中で遭遇したインシデントについてレポートを提出することになっているのである。制度を運用していく上では、報告の対象を定める必要がある。そのために、インシデントという言葉の定義がなされている。言い換えれば、インシデントというのは、医療機関の管理者がインシデントレポートにより把握すべき事象ともいえる。著者も第四章の中の「エラーが安全性を高める」で述べているように、システムとしての安全性を高めていく上では、大きな事故が起きる前触れ、警鐘としてのヒヤリ・ハットに気づくことが何よりも重要である。そのため、患者への実害がなく表面上は問題とならないヒヤリ・ハットについても、インシデントとして情報を集め、大きな事故を未然に防ぐための対策につなげる、というのが医療安全に取り組む際の基本姿勢となっている。

次に「アクシデント」という語であるが、この語については、事象の影響の程度に着目した定義がなされることが多い。インシデントは軽微な事象、アクシデントはより重大な事象という通常の語の使い分けと合致した定義の仕方である。具体的には、インシデントのうち、「(インシデントによる影響に対処するために)濃厚な処置や治療を要したもの」「患者に永続的な障害や後遺症が残ったもの」「患者が死亡したもの」をアクシデントと呼ぶ(左頁の表参照)。

最後に、医療上の「事故」とは何を指すのだろうか。この語の定義も完全に定まってはいないが、例えば、国立大学附属病院長会議は「疾病そのものではなく、医療を通じて発生した患者の有害な事象を言い、医療行為や管理上の過失の有無を問わない。合併症、医薬品による副作用や医療機器・材料による不具合も含む」(「国立大学附属病院における医療上の事故等の公表に関する指針(改訂版)」平成二四年六月　国立大学附属病院長会議常置委員会　医療安全管理体制担当校)と定義している。本書でも「有害な事象(événement indésirable)」は繰り返し出てくる表現であるが、日本における定義とほぼ同じ意味で使われている。過失の有無は問わず、また、合併症等も含むことから、かなり広い概念である。なお、合併症とは、「医療行為に際して二次的に発生し、患者に影響を及ぼす事象」(同指針)を言い、予期できるものと予期できないものとがある。

実は、アクシデントや事故の定義も、「インシデント」の場合と同様に、報告制度によって規

インシデント影響度分類

<table>
<tr><th></th><th>レベル</th><th>傷害の継続性</th><th>傷害の程度</th><th>傷害の内容</th></tr>
<tr><td rowspan="5">アクシデント</td><td>レベル 5</td><td>死亡</td><td></td><td>死亡（原疾患の自然経過によるものを除く）</td></tr>
<tr><td>レベル 4b</td><td>永続的</td><td>中等度～高度</td><td>永続的な障害や後遺症が残り、有意な機能障害や美容上の問題を伴う</td></tr>
<tr><td>レベル 4a</td><td>永続的</td><td>軽度～中等度</td><td>永続的な障害や後遺症が残ったが、有意な機能障害や美容上の問題は伴わない</td></tr>
<tr><td>レベル 3b</td><td>一過性</td><td>高度</td><td>濃厚な処置や治療を要した（バイタルサインの高度変化、人工呼吸器の装着、手術、入院日数の延長、外来患者の入院、骨折など）</td></tr>
<tr><td>レベル 3a</td><td>一過性</td><td>中等度</td><td>簡単な処置や治療を要した（消毒、湿布、皮膚の縫合、鎮痛剤の投与など）</td></tr>
<tr><td></td><td>レベル 2</td><td>一過性</td><td>軽度</td><td>処置や治療は行わなかった（患者観察の強化、バイタルサインの軽度変化、安全確認のための検査などの必要性は生じた）</td></tr>
<tr><td></td><td>レベル 1</td><td>なし</td><td></td><td>患者への実害はなかった（何らかの影響を与えた可能性は否定できない）</td></tr>
<tr><td></td><td>レベル 0</td><td>－</td><td></td><td>エラーや医薬品・医療用具の不具合が見られたが、患者には実施されなかった</td></tr>
</table>

出所：「国立大学附属病院における医療上の事故等の公表に関する指針（改訂版）」平成 24 年 6 月。一部改変。

定されているという見方もできる。我が国において、医療機関が遵守しなくてはならない法律の一つに『医療法』があるが、この医療法に基づき平成一六年（二〇〇四年）から「医療事故情報収集等事業」が行われている。先のインシデントレポートは、医療機関の内部で情報を集めるための仕組みであったが、この事業は、日本全国の医療機関から情報を集めるためのものである。現在、この事業に参加し医療事故に関する報告を行っている医療機関は一千近くにのぼる。

医療機関が報告すべきものとして規定されているのが「医療又は管理に起因して、患者が死亡し、若しくは患者に心身の障害が残った事例又は予期しなかった、若しくは予期していたものを上回る処置その他の治療を要した事案」（医療法施行規則第九条の二十三第一項第二号）である。なお、この際、医療又は管理が誤っていたかどうかは明らかでなくてもよい。つまり、過失の有無は問わない。この報告すべきものを規定した文章は長文なのでわかりにくいかもしれない。

では実際の運用はどうなっているかというと、医療機関からは、先にアクシデントと定義した、傷害が発生した事例について報告があがってくる。そして、これらの事例は、「医療事故情報収集等事業」に基づき報告されたわけであるから、これらアクシデントが「医療事故」だと解釈される。

先ほどから繰り返し、医療事故については「過失の有無を問わない」と説明してきた。医療事故のうち、過失がはっきりしているものについては「医療過誤」という言葉を用いることがある。報道では「医療ミス」という語を見かけることもあるが、おおよそ「医療過誤」に近い意味で使われていることが多い。

医療の不確実性

「医療の不確実性（aléa thérapeutique）」という言葉もまた、医療安全の分野ではよく耳にする表現である。この言葉を理解するには、まず人の身体は機械ではないということを思い出していただきたい。そんなことは当たり前だと思われるかもしれない。しかし、これは、医療について考える際、常に念頭におくべき事実である。

本書の中でも、第三章「エラーは成功のもと」において、複雑系の世界である工学の分野と、複合系の世界である自然界、生物の分野との違いが述べられている（六三頁）。航空機や原子力発電所といった工学の世界においては、対象物の構造がいくら複雑であっても、それは、所詮人間が造り出したものであり、基本的には制御可能である。一方、人体は、人間が設計図をひいたものではない。そして、人体は、絶え間なくエラーを繰り返し、システムとして進化し続ける複合系の生物の世界に属する。よって、医療技術を用いて人体に何らかの介入をした場合、どのような反応がおこるかを厳密に予測することはできない。

私たちはともすると、この事実を忘れて、同じ疾患に対して同じ治療をしたのに、なぜ患者によって結果が違うのかと言いたくなる。だが、医療においては、厳密な結果の予測は、そもそも不可能なのである。

医療は二重の意味で不確実である。まず、自然の一部である人体に関する私たちの知識は完全ではない。確かに、近代医学の発展により、多くの疾患の病因が解明された。ウイルスや細菌、寄生虫による感染症、栄養欠乏といった原因で起こる疾患について、近代医学は対処法を編みだし、大きな勝利をおさめてきた。しかし、例えば、現在の日本人の死因の第一位である癌についてはどうだろうか。前世紀半ばのＤＮＡ（生体の設計図）の発見により生物学は格段に進歩し、現在のわれわれは、遺伝子の突然変異によって、異常な細胞増殖が起こるという癌化のメカニズムを知っている。また、突然変異を誘発し癌を引き起こす環境要因として、紫外線や食品に含まれるアフラトキシン（かび毒）などが知られるようになった。しかし、これらは癌発生のプロセスのほんの一部でしかない。たとえば最近では、ＤＮＡの塩基配列（生体の設計図を記した「暗号」単位）の変化だけでなく、ＤＮＡのメチル化（設計図のページを開きにくくする「糊づけ」）といった変化も癌化に関与することがわかってきた。おそらく、われわれの知識が増えるとともに、さらに新たな癌化のメカニズムが明らかになってくるであろう。知れば知るほど、自身がなにも知らないということがわかる、まさに「無知の知」ではないだろうか。

そもそも、健康とされる状態にある時に、人体がどのように機能しているのかすら、私たちは完全には把握していない。人体は、人間が設計図をひいた機械ではなく、あくまで自然界に属するものである。例えば、科学の進歩により、天気予報の確度があがったとしても、気象に関する全てのパラメーターを把握することが不可能な以上、絶対に外れない予測などはできない。また地震予知の精度がいくらあがったとしても予測の不確実性を排除することはできない。同様に、人体に関するわれわれの知識に限界がある以上、自分自身の身体の明日のコンディションですら完全に予測することはできない。天気や地震といった自然現象に関する不確実性を受け入れるのと同様に、自然の一部である人体についても、完全な制御や予測など不可能であることを受け入れる必要がある。

このように、医療の不確実性は、まず、人体一般に関する知識の不完全性に起因する。そして、もう一つの不確実性を高める要因は、患者一人ひとりの個別性、特異性である。

患者一人ひとりの個別性を考慮することは、医療が医学とは異なる所以であり、医療の醍醐味でもある。学問としての医学は、一人ひとりの患者の観察から共通性、普遍性を見出し、症候の組み合わせのパターンを基に診断するという「症候学」を中心に発展してきた。現在は診断にあたって、症候だけでなく放射線を用いた画像や血液検査など他のデータも考慮するようになっており、単純な症候学は過去のものとなったが、医学において、普遍性に着目して疾患という分類分けをすることの重要性は変わっていない。普遍性に着目するからこそ、疾患各々について、診断の方法、経過の予測、治療法といったことがまとめられるのである。

一方、医療は、医学という学問によって体系的に分類整理された知識を実践する「アート」（語源であるラテン語の〝ars〟（術、技術）に近い意味で、医学によって得られた知識を現実にあてはめ、応用していくこと）である。この知識すら完全でないことは先に述べたとおりだが、さらに、この知識を適用する対象一人ひとりは、特異な存在である。人間は、一人ひとり、置かれている環境も違い、また、身体の条件も異なる。同じ遺伝子をもっている一卵性双生児であっても、各々の個性があって完全に同じ人間にはならないことからもわかるように、人体という複合系システムは、常に環境の影響を受けながら、変化し、進化している。よって、たとえ同じ疾患の患者であったとしても、患者によって、出現する症状は違い、疾患の進行の仕方も異なる。また、同じ薬を投与したとしても同じ効果が得られるとは限らないし、同じ手術をしたとしても同じように回復するわけではない。

人体を扱う以上、医療に不確実性はつきものなのである。このため、医療行為に伴う予期せぬ合併症といった「有害な事象」をゼロにすることはできない。つまり、一定の確率でエラー（予期せぬものという意味）が起きることを前提として、医療というシステムをつくりあげなくてはならない。著者が本書の第五章で述べているとおり、予期せぬ事態に対処するためには、ルールやプロトコールにより現場を縛ることよりも、現場の対応能力を高めることが重要である。これは、医療以外の航空安全、原子力安全の分野でもいわれていることである。

偶然を受け入れる

発生が予測できない事象について、われわれは「偶然」という言葉を使う。そして、その偶然をすこしでも科学的に扱うために、確率という手段を用いる。例えば、六つあるサイコロの目のうち、どの目がでるのかは予測できない。それならば、どの目が出る可能性も等しいとして、1／6と確率を計算する。全てが制御された工学の世界においては、確率の考え方は、有用かもしれない。特に、商品の品質管理のように集団を扱う場合は、確率論が非常に役に立つ。例えば、生産工程の各ステップにおける不良品の発生率を計算し、それらを組み合わせて、生産ライン全体としての確実性を評価するといった具合である。

私たちは、ともすると、工学の世界で様々な実績をあげている確率論という手法を医療に応用すれば様々なことが解決するように思いがちである。しかし、先に述べたように、人間の身体は、私たちが設計図をひいたものではない。よって、一つの生体反応、たとえば、なにか熱いものを触って手をひっこめるといった反射のような事象についてさえも、各ステップにおける反応の起こりやすさはどの程度なのかを正確に計算することはできない。

確かに、医学の世界でも、確率の考えを応用した統計を用いて、これまでの経験や観察結果を基に、例えば癌患者の予後（五年後の生存率など）を計算したりする。しかし、ここで計算されているのは、あくまで集団として見た時の値であり、ある一人の患者に着目した時に、その患者が、五年後に生きているのか、死んでいるのかは、二つに一つでしかない。確率や統計が役に立つのは、集団を扱う時であり、一人ひとりの患者にとっては、そのような一般論はあまり役立たない。サイコロの1の目がでるかどうかについて、何千回もサイコロをふることができるのならば、1／6という値は意味をもつであろう。これは、何千人という患者のデータを集めることと同じである。しかし、患者にとって、サイコロをふる、つまり、がんについてある治療をうける機会は一度しかない。よって、サイコロを一回ふって、治療成功という1の目がでるか、でないかということが問題になるわけだが、それは、「予測できない」と言うしかない。確率論は、予測ができないという事実を変えてくれるわけではないのだ。

また、確率論は、なぜ、私がこの病気にかかったのかという問いには答えてくれない。「因果応報のすじみちを追跡しようとしても、要因があまりにも複雑すぎて、必然性を見いだすことができず、起り方がまったくでたらめであると考えられる『いろいろ』の一団を私達は偶然と呼んで片付けて」(大村平『改訂版　確率のはなし』五頁)おり、その偶然を数学的に扱う手法が確率である。先に、癌化のメカニズムの例で示したとおり、どれほど医学が進歩し、私たちの知識が増えようとも、疾患が発生するメカニズムを完全に明らかにすることは不可能である。病因の一般的解明が不可能である以上、ある個人の身体の中で何が起き、また、環境がどのように作用して病気になったのかは、永遠に謎のままである。もちろん、煙草が関係する肺がんなど、一定の因果関係が知られているものもあるだろうが、それで全てが説明できるわけではない。よって、原因の完全究明は諦めて、病気にかかったという偶然を受け入れるしかない。確率というのは、不確実性を数値化して扱うための方策であって、不確実性をなくしてくれるわけではないのである。

私たちは日々、たくさんの偶然を受け入れ、生きている。医療という、必然的に不確実性が伴うシステムについても、まずは偶然が存在することを受け入れ、そして、それを前提に、システムを構築することがなによりも大切ではないかと思う。

第2章　医療事故　古今東西

『人は誰でも間違える』の衝撃

近年、「医療事故」という言葉をよく耳にする。ただ、この言葉が広く使われるようになったのはいつ頃からなのか、また、この言葉が意味するところは何なのか、はっきり答えられる人は多くないのではないか。実は「医療事故」という言葉が使われ始めたのは、長い医療の歴史の中では、ごく最近のことである。産業や運輸交通といった分野において、事故が語られるようになってからも、医療分野においては、事故などあってはならないという風潮が強く、「医療事故」という言葉を使うことさえ憚られた。

そんな医療界の潮流を大きく変えることになったのが、一九九九年の米国医学研究所による『人は誰でも間違える――より安全な医療システムを目指して』(*To Err is Human: Building A Safer Health System*)と題された報告書であった。医学研究所は、民間・非営利の諮問機関、米国科学アカデミーの一部門であり、臨床研究、公衆衛生など幅広い分野の調査分析を行っている。この医学研究所において、九〇年代、約二〇名の有識者で構成される米国医療の質委員会が設立された。この委員会の総括報告書が『人は誰でも間違える』である。報告書は、米国において毎年四万四〇〇〇〜九万八〇〇〇名の人が、「本来防げたはずの医療上のエラー（medical errors that could have been prevented）」により亡くなっていると指摘した。この数は交通事故や乳がんによる死亡者数よりも多く、大きな衝撃をもって受け止められた。報告書は、事故など存在し得ないとされてきた医療分野において、いかに頻繁にエラーが起き、そしてその結果、人命の損失といういかに深刻な被害が起きているかを社会に示し、警鐘をならしたのである。

報告書はまた、医療分野で安全性を確保していくための提言も含んでいた。提言の根底にある大原則は、報告書のタイトルともなっている『人は誰でも間違える』である。人一人ひとりはいくら注意を払ったとしてもエラーを起こし得る。そのため、エラーを起こすまいとする個人の頑張りのみでは不十分である。むしろ、システム全体として、ヒューマンエラー（人間がおかす失敗）が起きることを想定し、エラーが起きたとしても事故につながらないような対策をとっておくことが肝心である。例えば、過剰な量の薬を医師がオーダーしたとしても、オーダーリングシステム上でアラートがかかり、薬剤部から薬の払い出しができないようにしておく、といった対策である。また、そもそも、個人がエラーを起こす確率を減らすための環境面の整備も重要である。ナースステーション内の棚の配置を考える際、口から投与するものと、血管内に注射するものとを同じ場所に置かないといった配慮をすることがこれに含まれる。

このように、一九九九年の米国医学研究所の報告書『人は誰でも間違える』は、医療上のエラーを減らすためには、エラーを起こした個人の責任を追及するのではなく、システムとして改善すべき点はなにかを探求することが肝要だということを明確に打ち出した。

実は、事故に関し、ヒューマンエラーに目を向け、さらに、背景にある組織の「風土」や「制度」といったソーシャルファクターの改善を含めて対策をたてていく、というアプローチは、医療以外の分野では、すでに知られているものであった。スリーマイル島原子力発電所事故(一九七九年)、日航ジャンボ機墜落(一九八五年)、スペースシャトル「チャレンジャー号」爆発(一九八六年)、チェルノブイリ原子力発電所事故(一九八六年)、といった大惨事が続き、その事故原因としてヒューマンエラーが注目されるようになったのは一九八〇年代のことである。それ以降、心理学、人間工学といった立場から、ヒューマンエラーの研究が進み、産業安全、交通安全の分野では、ヒューマンエラーを前提としたシステムづくりが行われてきた。よって、報告書『人は誰でも間違える』においても、医療界は、高度のリスクを扱う他の業界と比較して一〇年以上遅れをとっていると指摘された。まさに医療界だけが取り残されていたのである。

ヒューマンエラーは原因ではなく結果

人はエラーをおかすものという前提は確かに重要である。しかし、ヒューマンエラーという語で全てが片付いたわけではない。いみじくもヒューマンエラーに関する研究の第一人者であるジェームズ・リーズン氏はその著者『組織事故――起こるべくして起こる事故からの脱出』

(*Managing the Risks of Organizational Accidents*) の中でこう語っている「ヒューマンエラーが航空機墜落事故の原因とされている——と書かれた新聞の一面の記事。これは混乱の元である。(中略) ヒューマンエラーは原因ではなく、結果である」(原著一二六頁、以下同様)。

続けてリーズン氏は、なにか問題が起きた時に、それを個人の問題だとして解決しようとする人間の性《さが》が、ヒューマンエラーが原因という説明を易々と受け入れる姿勢につながっていると指摘している。あの人は不注意だから、あの人は自覚が足りないから、あの人は気がゆるんでいるから……ということで片付けてしまえば、それは個人の問題で終わり、それ以上には波及しない。しかし、ヒューマンエラーを注意深く分析すれば、個人の問題ではなく、むしろその時の状況が問題だということに気づくはずである。

当事者に、なぜ、そのような行動をしたのかと訊ねてみると、その時の状況ではそうするしかなかったと答える。つまり、誰でもそのような状況におかれれば、同じような行動をとる確率が高いのである。リーズン氏は「人間の自由意思という幻想」が、個人を非難する傾向を生んでいるとする(前掲書一二七頁)。自由意思というのは、西洋においては近代文明の礎ともいうべき概念であるから、それを疑問視するというのは大きなパラダイムシフトといえる。

ただ、周りとの関係において個人を定義する傾向が強いとされる私たち日本人にとっては、ある程度、受け入れやすい考え方ではないか……。人間の行動は、かなりの部分、環境に規定されているものだと考えれば、問題が起きた際、その時に現場にいた個人を責めるのではなく、その時の状況を分析しようという発想につながるはずである。

当事者の認識≠客観的事実

状況分析の際には、客観的事実だけではなく、むしろ、当事者の目にうつっていた状況を知ろうと努めなくてはならない。人間は、状況認識に基づいて行動するものであり、当事者の行動を理解するには、その前段階の状況認識がどうだったかを知る必要がある（本書九一頁）。そして、人間の認識は、客観的事実とは違っていることが多々ある。われわれは外界についての認識を、感覚器官に頼っているが、デカルトのいうとおり「感覚は時にわたしたちを欺く（nos sens nous trompent quelquefois）」。勘違い、思いこみというのは誰にでもあることである。例えば、本書第四章では、パリの小児科専門病院において、薬剤取り違えにより子供が死亡した事例がとりあげられている。薬のアンプルに貼られたラベルを目で確認する際、似たような薬名であれば、使いなれた薬だと思いこむ。その時、薬が置かれた倉庫の照明が暗ければ、目から入る情報はさらに不確かになる。こういった環境要因だけでなく、疲れている、時間に追われ十分に確認する余裕がないといった人間の側の要因もあいまって、認識が事実と違ってしまうのである。

こういった認識のエラーを防ぐには、似た名前の薬は並べておかない、薬剤倉庫の照明を感応型自動スイッチにする、スタッフが連続して勤務する時間数を制限する、スタッフ一人あたりの作業量を減らすために人員を補充するといった対策が考えられる。これは、エラーが起きるような状況を作り出さないようにするというシステム的アプローチである。

また、最近は、医療の世界でも多くの機器を用いる。これら機器については、工学の世界におけるこれまでの経験を活かして、間違った操作ができないように設計する、異常時には安全側に作動する仕組みを設けるといった工夫がなされるべきである。こういった機器の改良は、人間が認識から行動に移す段階での防止策であるが、エラーを起こしにくくするというアプローチの点では同じである。

ここまでみてきたとおり、ヒューマンエラーは、当事者の個人的問題として処理すべきものではなく、その原因となっている作業環境や労務環境といったことに目を向け、誰もがおかしそうなエラーの防止策の実施につなげることが肝要である。そして、起きてしまったエラーを次のエラーの防止に役立てるためには、「当事者からの聞き取り」が非常に重要である。聞き取りを行う際は、当事者が正直に、事故当時に考えたこと、つまり、その時の自身の状況認識を話せる環境が整っていなくてはならない。当事者の責任を問うような環境では、誰もが口を閉ざしてしまう。ともすると、特定の個人が悪いとして、懲罰的な処理を求めるのが人間の性《さが》であるが、それでは、根本的な解決は得られない。このため著者は第四章において、「制裁の剣を振りかざすのをやめる」（本書八七頁）ことの大切さを説いている。

安全文化

システムとしての解決を図っていくアプローチで重要なのが、組織の風土を変えていくことである。本書の「はじめに」においても、国際会議で「医療のあらゆる面に安全文化を導入すべき」と訴える講演者の姿が描かれている（本書三頁）。「安全文化（Safety culture）」というのは、ヒューマンエラーに関する研究をふまえ、安全性の高いシステムをつくるために必要な組織文化、組織風土としてまとめられたものである。

ヒューマンエラーは、決して人的要因のみで起こるものではない。エラーの背景には必ず環境要因がある。この場合の「環境」には、温熱、輝度、騒音といった物理的作業環境だけではなく、エラーとどう向き合うのか、安全をどう実現しようとしているのかといった、組織としてのあり方も含まれる。先に紹介したヒューマンエラーに関する専門家のリーズン氏は、組織における「安全文化」の構成要素として、

①知識に基づく文化（Informed culture）
②報告する文化（Reporting culture）
③正義の（公正な）文化（Just culture）
④柔軟な文化（Flexible culture）
⑤学習する文化（Learning culture）

の五つをあげている。（原著一九五頁）

このうち、「正義《ジャスト》の（公正な）文化《カルチャー》」については、二〇〇七年に出版されたシドニー・デッカー氏による同名のタイトルの著書『ヒューマンエラーは裁けるか——安全で公正な文化を築くには』（*Just Culture, balancing safety and accountability*）により、日本でも注目を浴びた。「正義の（公正な）文化」とは、「（1）起きてしまったことから最大限の学習をし、それによって安全性を高めるための対策を行うこと、（2）事故の被害者や社会に対して最大限の説明責任を果たすこと」に挑戦し続ける組織文化だとされている。この二つの目標は、本書においても、第四章「アクシデントの再発を防ぐために」で、「（1）システムの修復（réparation du système）」と「（2）人に対する補償（réparation envers la personne）」の両方を行う必要があるとして取り上げられている。

報告する文化、学習する文化

一つ目の、「システムの修復」については、「安全文化」の構成要素の「報告する文化」「学習する文化」が重要であろう。起きてしまった有害事象から最大限学習をして、次に同様の事象が起こるのを防ぐためには、いったい何が起きたのか、そして、なぜ起きたのかを正確に捉える必要がある。つまり、「報告する文化」により、起こった事象をなるべく広く把握することが重要だ。ただ、事象に関する情報を集めるだけでは宝の持ち腐れであり、続いて、事象が起こった要因を分析し、さらには、事象を誘発するような要因を取り除く、あるいは、減らすといった改善策を実行に移す必要がある。これが「学習する文化」である。

本解題の第1章において、アクシデントや事故の定義に関連して述べたように、日本においても、この一〇年間で、医療機関内におけるインシデントレポート・システムが普及し、全国の医療機関から事故に関する情報を集め分析する「医療事故情報収集等事業」が定着した(1)。この事業により、報告された事例についての要因分析が行われ、分析の結果明らかになった要因(医療機器の不具合や、医療従事者間の情報共有不足等)については、改善策も含めて、医療安全情報として医療機関に情報提供されている。

このように医療の現場で「報告する文化」「学習する文化」を定着させていく上で課題がないわけではない。それは、有害事象の当事者である医療従事者が、報告をためらう可能性があることである。

報告をためらう心理

医療に限らずどの分野でも、当事者は自身が関与した有害事象について進んで報告をしようとは思わないものである。誰にでも、自らの失敗を隠したいという心理はあるだろうし、報告したことが有効に活用されるだろうという信頼がなければ、報告に意義を見出すことはできないだろう。また当事者は、報告したことが、自らの不利益になることを恐れる気持ちも持っている。報告することによって、行政処分の対象となったり、あるいは裁判に訴えられたりということを懸念するのである。そこで、報告された内容は、システムの安全性を高めるためのみに使用し、報告に基づいて処罰を行うことはないという保証をすることが、報告制度の円滑な運用のためには是非とも必要だとされている。例えば、デンマークでは、航空安全に関わる報告について、以前は年間一五件だったものが、報告者の不開示・免責を担保する法改正を行ったことで、年間九〇〇件にまで増加したというデータがある。

そのため、日本における「医療事故情報収集等事業」についても事故事例に関する情報は完全に匿名化して取り扱い、懲罰的な取り扱いはしないことが事業の趣旨として明示されている。また、報告は、医療機関や医療従事者の処罰の権限を有する厚生労働省に対して行うのではなく、第三者的な登録分析機関に対して行うこととなっている。

しかし、現代社会において透明性は絶対的な価値であり、特に大きな事故の際には、世間の情報開示の要求は熾烈である。その場合、「医療事故情報収集等事業」といったスキームに則り、匿名化された形で事故についての報告を行うだけではすまされない。

当事者＝責任者＝犯人という誤った論理

重大な医療事故が起きた場合に、当事者の医療従事者が犯人として訴えられることは、近年、珍しくない。ただ、なにもこれは医療分野に限ったことではない。先に紹介した『ヒューマンエラーは裁けるか』の著者デッカー氏はこういった傾向を「犯罪化のトレンド」と呼んでいる。現在の社会は、アクシデントを偶発的事象ではなく、リスク管理、システム管理の失敗の結果とみなす。アクシデントは人間には制御不能な、不幸な事象という理解であれば、その責任者を捜すことはないであろう。しかし、二〇世紀後半、産業や運輸交通の分野において、大事故の要因分析が進み、アクシデントがシステムの問題として認識されるようになったことで、アクシデントの責任者、つまり犯人捜しが行われるようになったのである。

ただ、この「犯人捜し」は、システムの改善につなげるためのものではなく、あくまで、制裁の対象を見つけ出したいという欲求に基づくものであることも多い。司法が犯人に罰を与えることを望む世間の声はいつの時代も変わらないと、本書第四章においても述べられている。「制裁を加えるべき犯人を捜し出すことが儀式になるのだ。というのは、『犯人が見つかった』と世論に示さなければならないからだ。世論は、起訴猶予処分には納得しない。多くの被害者が出たのに、『犯人』、つまりスケープゴートがいないとなれば、被害者の家族、弁護団、メディアは異議を唱える。ローマ時代から世の声は、刑事裁判所において誰かが裁かれ、収監されるのを望む。現代においても、さらし者の刑は存在するのだ。」（本書七四頁）このような世論の傾向は、なにもヨーロッパに限ったことではないだろう。二〇一四年四月に、韓国で発生した旅客船セウォル号の沈没事故についても、「一刻も早く犯人に制裁が下されることを望む」という韓国世論の高まりが伝えられた。

ただ、本当に責任があるのはシステムそのものであり、当事者は、システムの不具合により発生するアクシデントにたまたま出くわした「単なる目撃者」にすぎない。目撃したのが今回はたまたまAさんだったかもしれないが、それはBさんでもCさんでもあり得たのである。そして、アクシデントに関与したことで、当事者自身も苛まれる（本書七二頁）。医療者で患者に害を与えようなどと思っている人はいない。よって、自分が関与したアクシデントにより、患者に傷害が起こってしまった場合、当事者となった医療者は、大変なショックをうけ、時には職務に復帰できない状態に陥る。そういう意味では、「事件の張本人は、犠牲者でもある」（本書八四頁）と著者は語る。

特に、複合系システムである人体を扱う医療においては、どれほど緻密に管理を行ったとしても、対象の人体に不確実性が内在する以上、想定外のことが起きることは避けられない。その場合に、単なる目撃者にすぎない当事者を犯人扱いすることは果たして妥当であろうか。

当事者が口を開く条件：非公開性

起きてしまったことから最大限の学習をし、同様のアクシデントが再び起こるのを防ぐためには、まずは貴重な証言者である当事者の言葉に耳を傾けることが重要である。ただ、当事者を犯人として処罰するよう求める世間の声が響く中では、それは容易ではない。本書でも、この課題については第四章の中で大きくとりあげられている。著者の言葉を借りるならば「制裁の剣」（本書八七頁）が頭上にふりかざされた状態で、本当のことを語ることができる人などいないのである。このような状況では、当事者が貝のように口を閉ざしてしまうことにもなりかねない。

そのため、著者は、医療事故が起きた際、真に有効な原因究明、改善策の検討を行うには、「非公開性（huis clos）」（本書九二頁）が必要だと強張する。自分の発言が、原因究明以外に利用されることはない、という担保があって初めて、当事者は重い口を開くのである。

いったい何が起きたのか、特に、その時に当事者はどう考えて行動したのかを明らかにするには、当事者の声に耳を傾けるしかない。ヒューマンエラーの観点からの要因分析では、当事者の外界の認知の仕方に着目する。例えば、薬剤を取り違えたという事例の場合、後から事故を振り返って「なぜきちんと確認しなかったのか」と責めるのではなく、誤った薬剤を手にした状況を当事者の視点で振り返ることが大切なのである。例えば、当事者の「薬剤が置かれている倉庫に薬剤を取りに行ったところ、暗くて薬剤名が書かれたラベルが十分に見えなかったが、焦っていたので薬瓶の形のみで判断した」という証言により、倉庫の中の照度はどうだったのか、当時の病棟のスタッフは不足していなかったか（焦っていたということは、業務にみあったスタッフが配置されていなかったということではないか）、なぜ似た形の異なる薬剤が並べて置いてあったのか、といった様々な着眼点が明らかになる。そのため、有効な改善策につながる要因分析を行うには、なんとしても当事者が安心して自由に語ることができる環境をつくらなければならない。

著者は、フランスにおいて、航空安全の分野では、既に「非公開性」が法律によって担保されていることを紹介している（本書九二頁）。航空機事故が起きた場合、内部調査は非公開で行われるのだという。航空安全の分野では、この非公開性についての取り組みが比較的進んでおり、アメリカでも司法取引制度が存在する。「非公開性」を担保する枠組みは、医療界にも徐々に浸透しつつある。本書においても、デンマークでは医療事故に関する原因究明と責任追及の調査は別個に行われること、アメリカでは、『患者安全法』により、医療事故に関する原因究明のための調査結果は刑事裁判には利用できないことが述べられている（本書九二頁）。

ただ、フランスにおいては、司法の権限は絶対であり、医療事故に関する内部調査報告書について、司法関係者に不開示といった規定を設けることはほぼ不可能である。たとえ司法の権限によってでも開示することができない文書が存在するといった状態は、受け入れられないのである。また、フランスでは、公的医療事故補償制度（解題第2章の「被害者に対する補償」〔一六六～一六九頁〕参照）を利用し、専門家による鑑定報告書が出た時点で、その情報をもって裁判に訴えることも禁止されてはいない。インタビューの中でこの点にも話が及んだが、ドゴース氏は「患者・遺族の司法に訴える権利を制限するといったこともまた、フランスでは受け入れられないだろう」と語った。それならば、なぜ、患者・遺族が司法を頼みにするのかを理解し、その根本から解決を図ることが必要であろう。

真実の追究を妨げるもの

事故が起きた場合に、その被害者である患者・遺族が求めるのは、当事者の処罰だけではない。

真実を明らかにしてほしい、何が起こったかを詳らかにしてほしいという願いもまた強い。この「真実の追究」に関して、患者・遺族は、しばしば医療機関の対応に失望し、司法に期待の目を向ける。つまり、患者・遺族は裁判を起こす。

しかし、司法の介入は、真実の追究を妨げる結果に終わることも少なくない。なぜなら、裁判においては真実の追究ではなく、勝ち負けが焦点となるからである。自己防衛のためには、自己に不利な証言はしなくともよいという状況下では、全ての情報が明らかにされることは期待できない。本書においても、司法の限界が指摘されている。「裁判では、罪（過失）の有無、原因究明、賠償といったことが一緒くたに扱われる」、「裁判では、すべての損害には、責任者すなわち犯人が存在するはずであり、だからこそ損害賠償が可能になるのだと考える」（本書八一〜八二頁）といった裁判の特徴は、真実の追究を阻むこともある。

特に、裁判における「論争術的（dialectique）」アプローチは不毛である（本書八七頁）。裁判ではどうしても、正しいか正しくないか、非があるのかないのか、といった二項対立になりがちである。しかし、真実は複雑で、そう簡単に線引きできるものではない。デッカー氏は「公正な文化は、一つの事例を説明するのに常に複数のストーリーを用意する」（『ヒューマンエラーは裁けるか』一五二頁）と言っているが、裁判においては、採用されなかった仮説はすべて棄却され、採用された仮説のみが真実だとされる。氏はまた、「そもそも裁判の根本的な目的とは、犯罪予防や懲罰を科すこと、更生させることであって、何が起こったかに対する『真実』を説明することでもなければ、『公正』を提供することでもない」（前掲書一六六頁）とも言っている。よって、裁判という手段では、被害者である患者・遺族の「何が起こったかを知りたい」という願いは叶えられない。

正義の（公正な）文化

「真実の追究」は、患者・遺族の望みであるだけではない。「被害者や社会に対して最大限の説明責任を果たす」というのは、医療機関が目指すべき「正義の（公正な）文化」の実践でもある。しかし、医療者にとっても、司法の介入は好ましい結果をもたらさない。デッカー氏の本の監訳者でありヒューマンエラーの専門家の芳賀氏は「公正な文化を構築する上で、大きな障害となるのが司法システムの介入」（前掲書二五〇頁）とまで言い切っている。

その理由はいくつかあるが、まずは、先に「制裁の剣を振りかざす」と形容したとおり、司法による処罰の可能性がちらついている状態では、当事者が口を閉ざしてしまい、何が起こったかを知ることが困難だからである。

もう一つ、「正義の（公正な）文化」を実現する上で大切なのは、医療者は何をしても許されるというのではなく、許容できない過失（フォルト）がある場合には、しかるべき制裁がなされることを担保することである。まさに、本書の冒頭で考察がなされている二つの語、「フォルト」と「エラー」との線引きが必要となる。明らかに過失があるフォルトについてまで許容してしまうシステムは適当とはいえない。裁きが必要な時には、裁きをするのが「正義の（公正な）文化」であり、そのような土台があってこそ、システムの中の当事者たちは、責任感をもって職務にあたるのである。

ただし、「フォルト」と「エラー」との境界線は、常に明確であるとは限らない。ケースバイケースで判断すべきことが多々ある。そこで、デッカー氏は、詳細に判断基準を定めておくよりも、「誰が」判断するかを定めておくことが重要だと説く。「誰が」の部分を専門外の司法が担った場合、裁きをうける医療者側が受け入れがたいという状況にもなり得る。これでは、「正義の（公正な）文化」の実現は遠のいてしまう。そのため氏は、専門家による自律的組織が許容できる線について判断することが望ましいとする。

日本における診療行為に関連した死亡の調査分析事業

この点では、わが国において二〇〇五年に開始された「診療行為に関連した死亡の調査分析モデル事業」（二〇一〇年からは「モデル」をとって表記）が興味深い。これは診療行為に関連した死亡について、専門家が調査を行ってその原因を究明し、患者の遺族に説明、さらに再発防止のための提言を行うという事業で、厚生労働省から補助金の交付を受けたものである。全国一二の都道府県が対象地域となり、二〇〇五年九月から二〇一四年四月までに、二〇〇件余りの死亡事例を受け付けた。この事業に協力する臨床の専門家については、医学系の三八学会を中心に総数約三千名が登録された[2]。

この事業では、医療機関から調査依頼のあった死亡事例について、まず医学的に死因を確定するため、遺族の了解を得たうえで解剖を行い、解剖結果報告書がとりまとめられる。次に、複数の専門医による臨床の観点からの評価が行われ、法律家も参加する評価委員会での議論を経て、評価結果報告書が作成される。そして報告書が患者の遺族と医療機関の双方に渡され、結果説明が行われる。最後に、事例の概要が個人情報をふせた形で事業のホームページに掲載される。また特に重要な事例については、「警鐘事例」として医療の現場に対し注意喚起が行われる[3]。

この事業を利用した患者の遺族や医療機関に対しアンケート調査が行われているが[4]、双方とも「利用してよかった」という回答が八割を超えており、満足度が高い。その理由について、遺族側は「医療行為と死亡の関連がわかった」「死者のために最善を尽くせた」という回答が多く、一方、医療機関側は「専門的な死因の究明」「公平な調査」を評価する声が多く、「患者遺族との関係改善」をあげるところもあった。このアンケート調査の結果からは、裁判では叶えられなかった「真実の追究」がモデル事業により実現されているといえそうである。これは、解剖結果という客観的なデータを基に議論されること、幅広い学会の協力を得て複数の専門医が評価に携わること、といった仕組みのおかげであろう。

専門家集団は信頼されるか

ただし、専門家による自律的組織による事故調査制度が社会に受け入れられるためには、専門家や調査を行う機関に対する社会からの信頼が必須である。専門家が同業者をかばうための仕組みではないか、という疑念が一旦生じてしまえば、自律的事故調査制度は成り立たない。専門家集団であれば「専門性」を持っているのは当然であり、それよりも、身内を守るために判断をゆがめることなく、許容されない過失（フォルト）については厳正な裁きを行うという「公正性」についてどれだけ説得力のある説明ができるかがカギとなる。

まずは医療者一人ひとりの専門家としての矜持・良心の問題ともいえるが、さらに集団としてということとなれば、医療界全体として医療の安全性向上のために、「正義の（公正な）文化」を根づかせていく取り組みが必要となろう。そうした取り組みが進み、医療界に対する社会の信頼が堅固となった時点で初めて、先に述べた「非公開性」の問題を議論することができるのではないか……。「医療事故に関する医学的・科学的立場からの原因究明と、法的責任追及は別に行われるべき」という主張は、医療界に対する社会の不信感を払拭し、専門家集団による医療事故の原因究明に対する信頼を勝ち得てからでなくては説得力がないであろう。(5)

被害者に対する補償

著者は、本書の第四章において、「システムの修復」だけでなく「人に対する補償」についても語っている。「起きてしまったことから最大限の学習をし、それによって安全性を高めるための対策」を行うことは重要なことである。しかし、著者は、こういった「システムの修復」が行われるだけでは、アクシデントへの対応としては、不十分であるとする。アクシデントの被害者に対する補償を忘れてはならないのである。

人体という複合系システムを扱う医療においてエラーは必然であり、「被害者の存在は、複合系システムにつきものの負荷」だと著者はいう（本書七五頁）。たまたま負荷を背負うことになった被害者に対して、システムから恩恵を受けている者は皆感謝すべきであり、被害者に対して確実に補償が行われるような制度が必要となる。確実に補償を行うための制度として、裁判は適当ではない。なぜなら先に述べたように、裁判では、損害には責任者すなわち犯人が存在することが前提とされ、犯人が損害の賠償をすべきという論理が展開されるが、医療の不確実性に起因するエラーは、意図せざる、予測不可能なものであり、その犯人など存在しないからである。たまたまその場に居合わせ、アクシデントに関係した当事者もまた、予想外の出来ごとに悲嘆にくれる「犠牲者」（本書八四頁）である。

つまり、古典的な過失（フォルト）の概念に基づき、損害があって過失があり、損害と過失の間に因果関係があるといった場合を想定するだけでは不十分である。解題第1章の「医療の不確実性」の節で述べたように、医療者には過失がなくとも、医療を通じて、予想外の有害な事象が発生し、患者が死亡する、あるいは患者に重い障害が残るということはあり得る。医療者に過失がある場合は、医療者が加入する保険により賠償が行われるが、医療者に過失がない、医療の不確実性に起因するエラーの場合は、責任者が不在のため補償されないというのは不平等である。

そこで、フランスでは二〇〇二年に制定された『患者の権利及び医療制度の質に関する法律』により、過失が明らかでない医療の不確実性に起因する医療事故、つまりエラーが原因の医療事故については公的補償が行われることとなった。このような補償を「無過失補償」と呼ぶ。公的補償制度の運用全般を担当しているのが本文中でも紹介されているONIAM（全国医療事故等補償機構）[6]である（本書八三頁）。なお、医療者に過失がある場合はこれまでどおり、医療者が加盟する保険による賠償の対象となる。

実際に、医療事故による障害の程度を判定し、公的補償の対象となるかどうか、つまり、「フォルト」なのか「エラー」なのかという線引きを行っているのが、州ごとに設置されているCRCI（州医療事故和解・補償委員会）[7]である。CRCIは事例ごとに、事例の分野に応じた専門家に鑑定を依頼し、鑑定報告書が作成される。つまり、デッカー氏が『ヒューマンエラーは裁けるか』で推奨しているとおり、フォルトとエラーとの線引きは専門家が行うのである。こういった専門家による医療事故の調査という点では、先に紹介した日本の「診療行為に関連した死亡の調査分析事業」も同様である。ただ、フランスでは、鑑定報告書をふまえたCRCIの見解において、過失はなく、医療の不確実性に起因するエラーが原因の医療事故と判断された場合には、公的補償が提示されるという部分は、日本と大きく異なる。

日本では、二〇一四年六月に成立した『地域における医療及び介護の総合的な確保を推進するための関係法律の整備等に関する法律』により『医療法』が改正され、二〇一五年一〇月から新たな医療事故調査制度が発足する。しかし、医療事故の補償制度については未解決のままである。公的補償制度を設立するには、財源の問題を避けては通れない。フランスでは、疾病保険金庫が費用を負担することとなっているが、医療費が急速に増加し医療保険の赤字が拡大する現在のわが国において、医療事故の補償のための新たな予算を確保することは至難の業である。しかし、著者が訴えるとおり、医療というシステムの恩恵をうけている人全てに医療事故の被害者となるリスクがある以上、なんらかの公的救済制度があってもよいのではないか。こういった制度があれば、被害者の側には、過失の有無にかかわらず補償されるということが担保されるし、医療者の側にとっても、裁判の場で争う負担が軽減されるというメリットがある。

わが国においても、将来、医療事故調査のしくみだけではなく、調査結果をふまえた補償制度までが完備されることが、医療に関わる全ての人の安心につながると考えられる。

患者と医療者の関係性

もうひとつ、「人に対する補償」に関して、大切なことがある。それは、患者と医療者の人間としての関係性である。デッカー氏も「良好な関係こそが公正な文化に向かう大きな一歩」としている（『ヒューマンエラーは裁けるか』二三八頁）。

医療行為に伴って死亡や四肢切断といった重大な障害が生じた場合、患者やその家族はその事実を受け入れていかなくてはならない。先に紹介した「診療行為に関連した死亡の調査分析事業」の報告書でも、遺族は大切な人を失った「喪失体験の最中」であり、精神的なサポートが必要であることが強調されている。

こういった場合に、まず医療者ができることは、「共感」や「同情」することである。著者は「思いやり（Compassion）」という言葉をしばしば用いている（本書七八頁）が、これはもともと「ともに苦しむ」という意味であり、他者の苦しみに敏感であることを指す。著者は、悪性疾患や余命に関する告知の例をあげて、医療者にとって患者の苦しみに配慮し、寄り添うことの重要性を説明する。そもそもフランスにおいては、医師に関する金言として「ときどき治すことができる、しばしば和らげることができる、いつでも慰めることができる（guérir parfois, soulager souvent, consoler toujours）」という表現が知られている。近代外科学の父といわれるアンブロワーズ・パレの言葉とされるこの金言は、医療者の原点を実に的確に表している。たとえ、病を治すことはできなくとも患者の苦しみと共にあることが、医療者のあるべき姿だとする伝統が、フランスには息づいているようである。

医療事故の場合は、自然経過での病状悪化の場合と比べて、状況はさらに深刻である。著者は「深刻な有害事象が生じたときの告知はさらに難しく、人間性に反したことでさえある」と述べている（本書七八頁）。予期せぬ結果に、患者や家族は怒りを覚え、医療者を糾弾することもある。

そのような状況であっても、やはり医療者は、人間として起きてしまったことを遺憾に思う気持ちを伝える努力をしなくてはならない。

本書八六頁で紹介されているハーバード大学病院群のコンセンサス宣言『物事がうまくいかない時——有害事象への対応』（*When Things Go Wrong: Responding To Adverse Event: A Consensus Statement of the Harvard Hospitals*）は、二〇〇六年に公表されたもので、日本でも『医療事故——真実説明・謝罪マニュアル』という名で知られている。このマニュアルでは、正直なコミュニケーションが患者と医療者との信頼関係を向上させるという理念の下、有害事象が発生した場合にとるべき対応について具体的に記載されている。医療事故に関する調査を行い、事故原因が明らかになった場合に、患者に何が起こったのか、あるいは、今後再発予防として何を行うかといったことについて説明するのは既に日本でも一般的であろう。

しかし、このマニュアルでは「たとえ事故の原因が完全にわかっていないとしても、事故の後ただちに、患者を担当する医療者は遺憾の意を表すべき」として、速やかな謝罪が推奨されている。まさに著者の主張と同じである。われわれはつい、謝罪は過失を認めたことになる、と思いがちである。しかしここで推奨されているのは、原因がわからない段階であっても、起こったことについて残念に思う人間としての自然な気持ちの表出である。マニュアルでは、事故後、速やかにこういった共感的謝罪をするほうが、訴訟を減らすことになるとも書かれている。さらに、マニュアルでは、当事者となった医療者への精神的サポートにも触れられている。著者が説く

「事件の張本人は、犠牲者でもある」という視点もまた重要なのである。

こういった患者と医療者の関係の面でも、裁判は望ましい結果をもたらさない。法廷では医療者は自己防衛の殻に閉じこもっており、起こってしまったことへの遺憾や後悔の念を自然な形で表わすことができない。医療者で、患者に害を及ぼそうと思っている者などいないのに、裁判の場で糾弾されるのは非常に酷なことである。一方、患者やその家族は、期待していた医療者側の謝罪や同情を確認することができず、医療者に対する不信感をさらに募らせることにもなる。

「当事者＝責任者＝犯人」という論理が誤りであることは先に述べた。こういった論理に基づくスケープゴート捜しがなくなるには、著者が繰り返し述べている「エラーは必然」という認識が広まることが必要であろう。また、医療者について、その専門性についての信用だけでなく、人間としての信頼感が醸成されることも大切である。医療は、なんといっても、人間が人間を扱う行為である。西洋において医学の父とされるギリシアのヒポクラテスがいう医術の三要素、「病気、患者、医師」は今でも変わっていない。ヒポクラテスは、「医師と患者が協力して病気に立ち向かうべき」と説いた。医療において予期せぬ出来ごとは常に起こりえる。その際、医療者と患者がともに同じ人間として、出来ごとに向かいあうことができるならば――お互いに対する不信感の増幅という最悪の事態は避けられるのではないかと思う。

日本における医療安全の取り組み

最後に、わが国における医療安全に関する動きについて、時系列で簡単にまとめておこう。米国医学研究所の報告書『人は誰でも間違える』が公表された一九九九年は、いみじくも、わが国においても「本当に医療は安全なのか」という疑問の声が高まった年でもあった。一九九九年一月、横浜市立大学附属病院において、患者を取り違え、入院目的と異なる手術を実施、同年二月、都立広尾病院において、誤って血管内に消毒薬を注入し、患者が死亡、と立て続けに重大な医療事故が発生したのである。続く二〇〇〇年にも、京都大学医学部附属病院において、誤って人工呼吸器にエタノールを注入し患者が死亡する事故が発生し、「医療事故」「医療過誤」が大きな社会問題となった。

こういった状況をうけ、国においては、二〇〇一年を「医療安全推進年」と位置づけ総合的な医療安全施策を推進することが示された。具体的には同年、厚生労働省に医療安全推進室が設置され、翌年には、医療機関における安全管理体制の整備、医療安全に関する教育研修の実施、ヒヤリ・ハット事例の収集・分析といった方策を盛り込んだ医療安全推進総合対策報告書がとりまとめられた。そして、二〇〇四年には「医療事故情報収集等事業」、二〇〇五年には「診療行為に関連した死亡の調査分析モデル事業」がスタートした。

さらに、二〇〇六年には『医療法』が改正され、医療安全の確保が法律上の規定として新設された。具体的には、病院、診療所等の管理者に対し、①医療安全確保のための指針の策定、②医療安全管理のための委員会の開催、③医療安全に関する職員研修の実施、④医療機関内における事故報告体制の整備といった措置をとることが義務づけられた。

そして今般、再度『医療法』の改正が行われ、二〇一五年一〇月から新たな「医療事故に係る調査の仕組み」が発足することとなった。この新たな医療事故調査制度には、医療安全をより一層推進するものとして、大きな期待が寄せられている。今後、これまでの「医療事故情報収集等事業」、「診療行為に関連した死亡の調査分析事業」の経験もふまえて、実際の制度運用がなされていくものと思われる。

第3章　エラーを前提としたシステムづくり

他分野での取り組みに学ぶ

本書の第五章は「アクシデントを未然に防ぐために」というタイトルである。この章では、医療という複合系システムにおいてエラーが起きることは必定であり、むしろ、エラーが起きることを前提として、小さなエラーによりいち早くシステムの不具合を察知し、大きな損害をもたらす事故を未然に防ぐというアプローチについて述べられている。

この未然防止のアプローチにおいては、システム全体に「安全文化」を根付かせることがまず土台となる。「安全文化」はヒューマンエラーに関する研究の中で、組織としてあるべき姿勢、組織文化として確立されたものである（解題第2章の「安全文化」〔一五三頁〕参照）。医療の分野より何十年も前から、工学や運輸の分野では、安全文化定着のための取り組みが進められてきた。エラーを前提としたシステム構築に関し、医療ははるかに遅れをとっており、他の分野に学ぶべきことは多い。そのためドゴース氏も、第五章では、医療以外の分野での経験や考え方をいくつも紹介している。

わが国においても以前から、工学を基礎としたエラーや失敗に関する研究は進んでおり、二〇〇〇年には相次いで『失敗学のすすめ』（畑村洋太郎）や『失敗のメカニズム』（芳賀繁）といった本が出版された。失敗本ブームを巻き起こしたこれらの工学の分野での経験を基にした分析や方法論は、著者の主張と不思議なほどに一致している。

そこで、パリでのドゴース氏へのインタビューの際に、これらの本を知っているか訊ねてみたが、まったく知らないということであった。しかし、氏は本書の中で、エラーが大惨事につながり、イノベーションが批判にさらされる例として、福島原子力発電所の事故をあげていたこともあり（本書一四頁、七一頁）、日本において行われた工学の立場からのエラー分析に興味を示した。特に、失敗学で知られる畑村氏が、政府の調査委員会の長として、福島原子力発電所事故について検証を行ったと知って、ますます興味をひかれたようであった。そこで、先の二冊の本の内容を紹介したところ、氏も自身の著書の内容との符合に驚いていた。日本とフランス、工学と医学といった違いはあれど、同じ結論に行きついたということは、どこから登っても同じ山の頂に到達するのと似ている。国の違い、専門分野の違いを超えた普遍性を確認し、氏は非常に満足したようであった。

知識に基づく文化：全体像を理解することが鍵

工学の分野での分析結果と著者の主張との類似点の例としては、システム全体についての知識の重要性についての指摘がある。これは安全文化の構成要素の「知識に基づく文化」とも共通する。現場では、とかく目の前の作業の効率化、つまり、局所最適を求めがちである。畑村氏によれば「システム全体が成熟してくると、役割分担が明確にされて担当者が専門バカになりがち」だという（『失敗学のすすめ』二一一頁）。システムの全体像をきちんと把握していないために、局所最適と思われる変更が、システムの他の部分にどのような影響を与えるのか、そして、システム全体ではどのような結果をもたらすのかを考えることができない。

一方、著者は「既成のルールに従ってプロトコールを遵守するだけで満足し、それ以上動こうとしなくなる」危険性について述べている（本書一〇四頁）。特に、経費削減や作業の効率化、期限遵守といったプレッシャーがかかっている場合、全体のことを考える余裕がなくなるのは人間の性《さが》である。そのような具体例として、著者はアメリカにおける二度のスペースシャトル事故をあげている。国家の威信がかかるプロジェクトであり、ともかく予定どおりに進めなくてはならないというプレッシャーが、安全面での懸念を払拭することなしに打ち上げに踏み切るという決断に向かわせたのだと著者は分析する。ただし、この時、関係者は各自、持ち場でのプロトコールは遵守していた。足りなかったのは、全体を俯瞰して方針転換が必要だと判断する力だったのである。

『失敗学のすすめ』でも、「目先の利益にとらわれると、失敗の可能性が見えなくなってかえって大きな損害を被ること」は珍しいことではないとされている。「潜在的な失敗や事故が発生する危険が高まっているにもかかわらず、これを自覚せず、失敗の予兆が現れてもこれを無視する組織運営を行っているために、取り返しのつかない、致命的な失敗に結びつくケース」が相次いでいるというのである。「この種の事故やトラブルでは、関連業界も含めてその失敗による深刻な影響がそのまま自分たちに返ってくる」にもかかわらず、「局所最適」を求めて「全体最悪」の結果を招いてしまうのだという。

具体的な例としては、一九九九年に東海村ＪＣＯで発生した臨界事故があげられている。この事故の原因としては、現場の作業員が、本来は機械で自動的に行うべき高濃度ウランを扱う工程を、バケツを使った手作業で行ったこととされている。世間は、手作業などという非常識なことをしたと批判的論調であったが、そもそも、なぜ当事者は、危険をおかしてまで手作業をしたのかを考えなくては、真の原因は見えてこない。市場が成熟し、電力業界全体、そして、原子力事業に対してまでも厳しいコスト削減が求められ、作業員を減らす合理化が行われていたという背景を考える必要があると畑村氏は指摘している。

院長のリーダーシップ：安全最優先

医療の世界でも、財源が限られる中、医療機関間での競争は熾烈となり、生き残りのための利益率の向上があちこちで叫ばれている。また、導入からある程度時間が経過した技術については、現場での確認作業がルーティーン化し、形骸化する点も工学の分野と同様であろう。「決められているから」というだけで行われる確認作業は、面倒だからという理由でスキップされる可能性も高い。

特に、「安全管理などは、むしろ経費が増大するだけなので、『できることならやらずにすませたい』」（前掲書二〇三頁）と考えがちである。しかし、安全を犠牲にした作業の効率化により、事故が発生した場合、その分野に対する人々の信頼は地に落ちる。そして、一度失われた信頼は、容易には回復できない。目先の利益追求により、長期的にはかえって大きな損害を被るというのは、まさにこのことである。

そのため、重要なのは、システム全体として何を目指しているのかを確認することである。例えば、安全が組織の最優先事項であることを、常に、組織の構成員全員が認識していなくてはならない。その意味で、システムの管理者のリーダーシップは欠かせない。管理者が、安全のためにはコストがかかるということを理解し、「安全最優先」というメッセージを常時発信し続けることが肝要である。

医療の世界においては、医療機関の管理者である院長の姿勢がなにより重要である。医療安全のためには、各部署配置人員の増加、手術時間の延長といった、効率性の向上という目標に相反することが起こり得るが、そういった他の目標を犠牲にしてでも守るべきものが「医療安全」だということを医療機関の職員一人ひとりに伝えなくてはならない。院長の姿勢によって、院内で働くスタッフの態度、病棟の雰囲気も大きく変わる。そのことは、私自身、医療機関を訪問し、スタッフのインタビューや病棟の視察をする度に感じている。
「医療安全推進年」といわれた二〇〇一年から十数年が経過し、どの医療機関でも、医療安全管理委員会が設置され、インシデントレポートによる報告体制がしかれている。しかし、こういった体制は、院長の姿勢によっては、形骸化しかねない。いくらきれいな体制図を描いたとしても、それが機能しなくては意味がない。まさに、画龍点睛を欠くといったところだ。院長のリーダーシップという息吹があってこそ、医療安全のための体制は機能するのである。院長の姿勢により変わるのは、まさに組織の「風土」「文化」と言うべきものであろう。これらは目に見えないものであり、数値化しづらいために、取り組みの成果を測定することが難しいという問題はある。しかし、ヒューマンエラーに関する研究から生まれた「安全文化」というコンセプトは、医療の世界でも有用であり、今後、さらに普及が図られるべきである。

とはいえ、医療というシステムが目指すのは、安全だけであろうか。医療機関の院長をはじめ、医療に携わる者一人ひとりが、そもそも医療の目標とは何であるかを考えなくてはならない。だからこそ、著者は、本書の「おわりに」において、「医療システムにとって大切な価値は何なのか」と問うている。この点については、また最後の章でふれたい。

エラーは初期兆候

組織文化以外にも、工学の世界に学ぶことは多い。例えば、エラーによってシステムの安全性を高めるというアプローチである。著者は、第二章の「達成が難しく、維持が不可能な『超安全』という状態」において、航空機や鉄道といった工学の世界で、エラーによってシステムに潜む欠陥が明らかになり、欠陥が修復され、システムの安全性が高まってきたことを説明する。エラーの発見、修復を一〇〇年間繰り返すことにより、運航回数一〇〇万回につき一回の事故率という極度に確実なシステムがつくりあげられてきた(8)。

しかし、一方で、安全性を高めれば高めるほど、安全を確保するための情報が消えてしまうというパラドックスを著者は指摘している（本書五三頁）。エラーは、システムの不具合を発見するための貴重な「初期兆候（signal faible）」である。エラーによってシステムの脆弱な点を探知し、修復することができれば、重大なアクシデントを未然に防ぐことができる。

労働安全の分野では、一つの重大災害の裏には、二九のかすり傷程度の軽災害があり、さらにその裏には、三〇〇の怪我はなかったもののヒヤリとした体験があるという「ハインリッヒの法則」が知られている。そして、こういった経験則に基づいて、重大な労働災害が起きる前に、軽災害やヒヤリとした体験という初期兆候に気づき、労働環境や作業手順の改善といった対策をとることが重要とされている。

よって、システムの安全性を高めるためには、エラーに関する情報を、速やかに、そして漏れなく収集し、システムの修復につなげていくことが大切である。「安全文化」の構成要素である、「報告する文化」「学習する文化」は、まさにこの点を捉えたものである。

失敗学の分野においても、失敗情報の共有の重要性がうたわれている。だが、本解題第2章の「報告をためらう心理」でも述べたように、失敗は隠したいというのが、人情でもある。また、組織としても、それは、担当者の不注意だ、たまたま悪条件が重なったからだ、などと理由をつけて、エラーがあっても見て見ぬふりをしようとしがちである。エラーにきちんと向き合い、その原因であるシステムの不具合を解明し、対策を立てるのは容易ではない。エラー対策には人も時間も、お金もかかる。

よって効率性優先の組織文化の中では、エラーをシステムの改善に活かす取り組みは進まない。ただ、こういった組織体質により放置されたシステムの不具合は、大きな事故につながる。二〇一四年は四月に韓国で大型旅客船の沈没事故、五月にトルコで炭鉱の爆発事故と、ともに死者が約三〇〇名という大惨事が続けて発生した。いずれの事故でも、安全を後回しにした、ずさんな組織管理体制が非難された。小さな事故といった予兆があったにもかかわらず、それらは無視され、システムについて何の改善もなされないまま、大きな事故につながってしまったとされている。

ヒヤリ・ハットを活かす

産業や運輸交通といった工学の世界、つまり複雑系システムの場合以上に、医療という、人間が全てを制御できない人体を扱う複合系システムでは、エラーという初期兆候を鋭敏に察知することが重要である。複合系システムにおいて、エラーは不可避である。よって、エラーが起きることを前提に、エラーについての情報をくみ上げ、システムの改善につなげていくという姿勢でのぞまなくてはならない。

ここ十数年にわたる医療安全の取り組みによって、医療機関内でのインシデントレポートの活用が進んできたことは、この観点から、大きな意義をもつ（本書解題の第1章参照）。インシデントには、ヒヤリ・ハットのように、実際の被害はなかった場合も含む。ヒヤリ・ハットの情報の有用性については、本書の中でも強調されている（本書一〇〇〜一〇一頁）。患者の死亡や重い障害といった深刻な被害をもたらしたアクシデントについては、当事者もショックを受け、また、責任を問われることを恐れて口をつぐむため、起きたことを再度検証するというのは容易ではない。しかし、ヒヤリ・ハットであれば、関係者は「アクシデントを回避できた喜びの心境にあり」、進んで事例についての振り返りに参加する。こうして、関係者の積極的な参加の下、ヒヤリ・ハットの原因を究明し、システムの修復を行うことができる。システムの不具合を知らせてくれるという点では、ヒヤリ・ハットも実際に被害が発生したアクシデントも同じであり、原因の分析のしやすさまで考えると、ヒヤリ・ハットのほうがより有用といえるかもしれない。

組織のバイタルサイン

インシデントレポートの数は、ある意味で医療機関の活動状況を反映する指標、バイタルサイン(現場の活動の兆候)といえるかもしれない。医療という複合系システムにおいては、一定の確率でエラーが起こる。そのエラーを把握して報告するインシデントレポートは、システムの状況を確認するための重要な情報である。安全文化の構成要素の「知識に基づく文化」は、システムの責任者がシステム全体についての知識をもっておくことだけでなく、システムの各部分がどのような状況にあるのかを常時把握しておくことも指している。リアルタイムの情報を基に、常に変化し続ける環境に適応していかなくてはならない。

また、インシデントレポートの数が極端に少ない場合には、「報告する文化」が組織文化として機能していない可能性がある。よって、各医療機関においては、経時的にインシデントレポート数をモニタリングすることが重要である。ただし、他施設の数と比べることにはあまり意味がない。なぜなら、施設が違えば、電子カルテや処方のシステム、使用する医療機器、病棟の設備等、環境が全く異なるからである。インシデントの数が他施設より多い少ないといって一喜一憂するのではなく、自施設について、昨年と比べてどうか、先月と比べてどうかという観点で、比較を行い、「報告する文化」が有効に機能しているかどうかをチェックするという姿勢が大切である。

エラーは複合要因により起こる

このように、インシデントレポートの大まかな数はモニタリングの対象としては意味があるが、その中身の活用にあたっては、網羅性にあまり拘泥する必要はない。医療機関内で起こった事例を全て漏れなく分析するのは物理的に不可能であるし、「学習する文化」の実践にあたって、処理できないほど多くのインシデントは必要ではない。著者は、中途半端な全事例のとりまとめをするよりは、むしろ、いくつかの事例に絞って徹底的に原因究明を行うほうが有益であるとしている（本書一〇〇頁）。一つひとつのエラーは、局所特異的であり、たまたま、ある場所である条件が揃ったために発生したということも多い。そういったエラーについて網羅的なデータベースをつくっても、結局は使えない。一つひとつの事例があまりに特異的で汎用性がないのである。

エラーが本当に有用なのは、システムの欠陥を見つけ出すきっかけになる場合である。そのため、エラーについて、表層的な原因分析で終わるのではなく、なぜ、こういったエラーが起こったのか、その背景にはどんなシステム的問題があったのかを探っていく必要がある。エラーは初期兆候、つまり、症状でしかない。よって、症状を引き起こしている病気が何かまで遡って分析しなくては、根本的な解決にはつながらない。

また、病気が環境要因や遺伝的素因といったいくつもの要因が複合して起きるように、エラーの原因は一つとは限らない。むしろ、医療安全のために、たくさんのチェックリストやマニュアルが整備されている医療現場の現状を考えると、一つのエラー発生の背景には、エラーを防ぐために設けられた数多くの「関所」の不具合が存在するはずである。この概念を視覚的にとても鮮明に示したのが、本著の中でも紹介されている「スイス・チーズ」モデル（本書七九頁）である

組織事故の“スイス・チーズ”モデル

いくつもの防御壁（関所）をすり抜けた結果、事故が発生する。各防御壁の穴は、各段階での不具合を意味する。

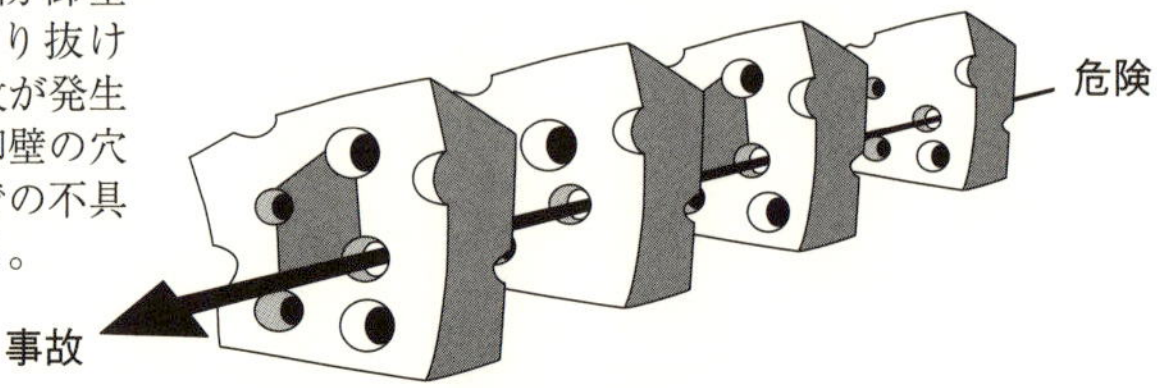

（上の図参照）。並んだ一つひとつのチーズは関所として機能するはずの確認行為などである。ただ、その確認行為は完璧ではない、つまり、チーズには穴が開いている。チーズをいくつも並べておくことで、関所機能は強化されるはずであるが、それでも依然として、運悪く、全てのチーズの穴を矢がすり抜けてしまうことがある。それが、実際に医療事故が発生する場合である。どこかのチーズで矢がとまっていれば、それはヒヤリ・ハットですんだはずである。例えば手術部位の左右の取り違えといった事故の背景には、手術室で提示される画像の表裏が逆になっていた、病棟で行った手術部位のマーキングが消えていた、手術室に入る際のスタッフ間の確認が不十分であった、麻酔導入前の患者への確認が不十分であった等、いくつものステップでの不具合があるはずである。

よって、医療事故の原因分析を行う際には、一つの不具合を見つけただけで満足してはいけない。最後の一枚のチーズは確かに目立つかもしれない。しかし、その前に、何段もの防御装置があったはずなのである。一連の流れを見直し、各ステップでの不具合を見つけ出し、システム全体としての改善を図らなくてはならない。また、この考えに基づけば、不幸にして、最後のチーズとなった医療従事者を責めるのは意味がないというのも明白である。著者が繰り返し主張しているように、事故の当事者は、多数ある欠陥を明るみに出したにすぎない。著者がよく使う比喩、トランプの城になぞらえていえば、城が崩れるのは、最後に置いた一枚のカードのためではなく、それまで積み重ねられてきたカードの間の微妙なずれによる城全体の構造のひずみのためなのである（本書八四、九四〜九五頁）。

レジリエンス：しなやかに状況に適応する力

著者は、さらにもう一つ、他の分野に学ぶべきコンセプトを紹介している。著者は、第五章「アクシデントを未然に防ぐために」の後半で、ルールやプロトコールの遵守だけでは不十分だということを繰り返し述べている。既存のルールにとらわれすぎると、現場では、決められたことを行っていればよいということで思考停止に陥る危険性がある。しかし、複合系システムにおいて、予期せぬ事態、つまりエラーが起こるのは必定である。その場合、現場における柔軟な対応が必要となる。

著者はこのことを「レジリエンス（résilience）」というコンセプトを紹介しつつ説明している。「想定外の事態に直面した場合であっても、大惨事に至らないようにするのがレジリエンスである」という（本書一一一頁）。レジリエンスは一般に「弾力、復元力」と訳されるが、心理学の分野では、逆境に際しても折れない心を養う、つまり「逆境力＝レジリエンス」を養うといった使い方がされる。あるいは、防災分野において、「災害に強い国づくり＝ナショナル・レジリエンス」といった文脈で使われることもある。これは、たとえ大きな地震のような災害が起こったとしても、国家機能が破たんすることなく、被害を最小限に抑えて、速やかに立ち直るような国づくりといったニュアンスであろう。

心理学や災害対策など、分野は異なっても、レジリエンスという語により表現される「困難な状況に直面した際に、しなやかに状況に適応し、生き延びる力」というコンセプトは共通している。本書第二章の最後で紹介されているフランスの寓話の「樫の木は、嵐がきても傲慢にも頭を垂れず、ついには根こそぎ倒れてしまうが、葦はしなやかにたわんで、折れることがない」という言葉のとおり、「しなやかさ」が危機の際には重要である。われわれが制御できない事象に相対した時、不可抗力を嘆いても仕方がない。刻々と変わる状況に対し、臨機応変に、既存のルールにとらわれない「柔軟性」をもって適応していくしかない。

地震や台風といった自然災害に常に曝《さら》されてきた日本人には、災害という予測不能・制御不能な出来事ごとに柔軟に対応し、災害の被害を最小限に食い止めるという姿勢が身についているように思う。これが、まさにレジリエンスの考え方であり、われわれにとってはなじみ深いものである。しかし、フランスのように、一生のうちに一度も地震を経験することがない人が大半の国においては、その発生リスクをゼロにすることはできず、また、その発生時期を予測することが困難な事象について、リスクを予見して対策を考えるということは、斬新な取り組みにみえるのであろう。

著者に会った際、ドゴース氏はわざわざ、食堂からリビングに私を案内し、蔵書をみせてくださった。天井まで届く書棚には所狭しと本が並び、フランス革命頃の本もあるという。そこで、自身がレジリエンスというコンセプトを学んだ書であるとして『レジリエンス・エンジニアリング』（*Resilience Engineering: Concepts and Percepts*）をわざわざ書棚から取り出してみせてくれた。すると驚いたことに、この英語で書かれた本の表紙には「弾」という漢字が書かれていた。レジリエンスの「弾力」の意味を表す漢字だと説明し、漢字は一文字でもいかに多くの意味を伝達できるかを話した。その中で、さらに似た形の漢字「禅」についても話が及んだ。二〇一一年の東日本大震災のことはフランスでもつぶさに伝えられたが、その際、災害を受け入れ、従容として対応する日本人の姿に感銘をうけた、まさに「禅」の姿勢だとドゴース氏は語った。予測不能の困難な事態に柔軟に対応する「レジリエンス」、そして、あわてふためかず、冷静に対応する「禅」――日本人が自然災害との長いつきあいの中で培ってきたこれらのコンセプトに触れ、ドゴース氏は、自然との関係にお

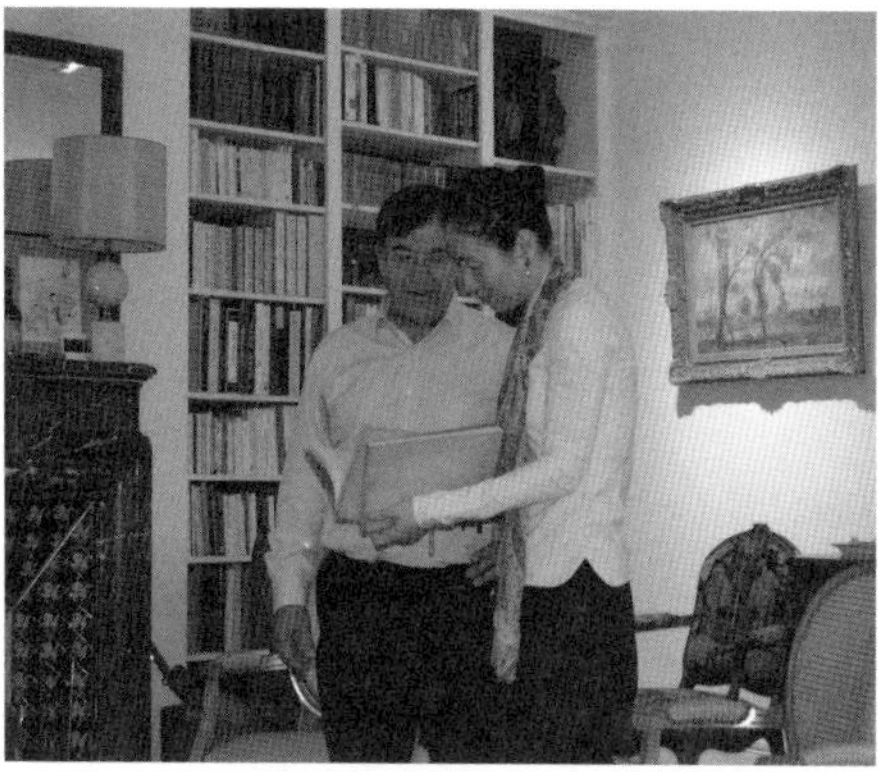

ドゴース氏の蔵書を拝見

いて、西洋は東洋に学ぶべきことが多いと感慨深げであった。

余談であるが、フランスにおいて、〝Ｚｅｎ〟という言葉はよく知られており、一般の会話でも、「落ち着きなさい」という意味で〝Ｓｏｙｅｚ　Ｚｅｎ〟（ゼンになりなさい）といった表現を使う。あるいは、フランスの新幹線、ＴＶＧの中には、〝Ｚｅｎ〟というカテゴリーの席があり、そこでは携帯電話の使用や大きな声でのおしゃべりは禁止である。東洋のしなやかさ、静けさは、力こそが全てといった攻撃的な文化にどっぷりと浸かった西洋人には、とても魅力的なようである。

柔軟な文化

レジリエンスというのは、災害対策や工学の分野で多く使われてきた言葉であるが、それでは、医療安全を考える際に、このコンセプトはどう役立つのであろうか。

人間の身体というのは自然の一部であり、自然災害が予測できないように、人体の反応も予測はできない。また、人体は、自然と同様に複合系システムであるから、常に変化しており、エラーを繰り返している。エラーはこれまでと同じような状況で起こるとは限らず、想定外の事態が発生する。著者が、この本の中で繰り返し述べているように、エラーというのは未知との遭遇であり、こういった時には、そもそも既存のスキームで対応することは不可能である。過去の経験に基づくルールだけでは、人体において発生する全ての事象に対応できない。

著者は米国で行われた興味深い調査結果を紹介している（本書一〇七頁）。死亡率が高い病院と低い病院を比較したところ、合併症の発生率に差はなかったというのである。つまり、起こった合併症への対応の仕方の違いが、死亡率の高低につながっていたのだ。人の身体を対象とする限り、医療に不確実性はつきものである。人体に何らかの介入（投薬、手術等）をした結果、期待される効果以外の望ましくない事象、合併症が発生することもある。合併症のリスクをゼロにすることは不可能である。また、これまでの経験の蓄積により、ある医療行為に伴ってどのような合併症が起こるかについて、統計上の数値を示すことはできるが、個々の患者について、どの合併症がどのような形であらわれるかを完全に予測することはできない。

医療安全の分野では、これまで主に、インシデントレポート・システムによる情報の収集、原因の分析、対策の立案・実施といった取り組みが進められてきた。これは、起きてしまった過去の事例を基にしているという点で、後ろ向き（rétrospectif）である。こういった取り組みも、再び同じような事故がおきることを防ぐためには重要であるが、また一方で、今後起こり得る事故に備えるという前向き（prospectif）の取り組みも大切である。

現場の判断がカギ

予測不能な事態にどうやって備えればよいのだろうか――それは、現場の対応能力を高めることによってである。著者は「状況の多様性に応じた柔軟性のほうが、前例主義に基づく硬直性よりも好ましい」（本書一〇六頁）という。これまでの経験に基づいて定められた既存の手続き遵守では、新たな事態に対処することはできない。まさにレジリエンスの考え方で、状況変化に適応するしかない。

想定外の事象がおこった際には、現場が果たす役割が極めて大きい。非常時の意思決定は迅速に行われる必要があるため、わざわざ組織の管理部局まで情報をあげて、その指示を待つ余裕はない。現場で判断をしていくしかない。また、危機に際してまでも、平時の管理手法を持ち出して、ルールやマニュアルでがんじがらめにするのはおかしい。むしろ、緊急時には現場の判断で、イレギュラーな行為を選択することも可能とする、システムとしての「柔軟性」が求められる。「安全文化」の四つ目の構成要素が「柔軟な文化」であったことを思い出していただきたい。危機時には、状況変化に迅速に対応するため、現場の判断を優先させるということが、組織の姿勢として明確になっていなくてはならない。

ただし、現場の自律性を尊重するということが組織の文化として根づくだけではまだ不十分である。実際に現場で適切な判断が行われるためには、きちんと自分の頭で考えることのできる人間が現場にいることもまた大切である。盲目的に既存のルールに従うマニュアル人間では、想定外の事態に対応できない。ドゴース氏は、医療分野において、現場で当事者となることの多い看護師について、医師をトップとするヒエラルキーを無視してでも、イニシアティブを発揮し、治療法を変更するといった決断をすることもあり得る、と述べている（本書一一二〜一一三頁）。「チーム医療（travail d'équipe）」というのは昨今の医療に関するキーワードの一つだが、氏が考えるチーム医療は「チームのメンバー全員が一つの目的のために働いている。『大きな衝撃』を受けた際には、メンバーは相互に持ち場を交代できる」（本書一〇九頁）というものであり、日本の現状からすると、やや先進的に見えるかもしれない。とはいえ、非常事態においては、現場にいる人の判断に委ねるしかないというのも確かであろう。

また、最善の策の実施が困難であれば、次善の策というように、臨機応変に目標を変えることも必要となる。危機の際、システムとしての目標全てを満たすような対応をすることは不可能であり、現場において、どの目標を優先させるのかという取捨選択をすることになる。そこで、先に述べたように、システムとしての最優先目標が何であるかを職員全員が認識していることが重要となる。

要《かなめ》となるのは人

現場においては時に、既存のルールや管理部門の指示を無視してでも、システムとしての最優先目標の達成に努めるという場面も出てくるだろう。著者は、二〇〇九年一月、エンジンが停止した旅客機をハドソン河に不時着させて大惨事を回避し、「ハドソン河の英雄」と称されたチェズレイ・サレンバーガー機長の逸話を紹介している（本書一一三頁）。彼は、空港に向かうようにという管制塔の指示に逆らって、ハドソン河への不時着を断行した。現場の的確な判断が、乗客の命を救った好例である。なお、サレンバーガー機長は、この事故の際、デッカー氏の『ヒューマンエラーは裁けるか』を手元に置いていたという。専門家の自律性を重んじ、専門性の高い分野における事故の当事者を犯罪者とすることに異議を唱えたこの本は、事故の際、機長の精神的支えとなったのではないか。

また、最近のわが国の例をあげるならば、二〇一一年三月に発生した東京電力福島原子力発電所における事故（福島第一原子力発電所については国際原子力・放射線事象評価尺度においてレベル7の極めて深刻なシビアアクシデント）がある。福島第一原子力発電所の吉田昌郎所長に対し、官邸から、一旦始まった一号機原子炉への海水注入を中断するようにという要請がなされたが、吉田所長は自己判断により、海水注入を継続したという。この事故について検証を行った政府の事故調査・検証委員会は「現場対処に関わる事柄は、まず、現場の状況を最も把握し、専門的・技術的知識も持ち合わせている事業者がその責任で判断すべきもの」と考察している（「委員会最終報告概要」）。

これらの事例において不幸中の幸いだったのは、サレンバーガー機長や吉田所長といった、十分な知識や経験を持ち、想定外の事態に直面した際、自身の頭で考えて柔軟に対応することが可能なベテランが、事故の現場にいたことである。たとえ事故が起こったとしても、大惨事に至らないようにするのがレジリエンスであるが、その要となるのは結局「人」なのである。

福島原子力発電所における事故に関する政府の事故調査・検証委員会の委員長は『失敗学のす

すめ』の著者、畑村氏であった。委員会報告書の最後、委員長の言葉として氏は「想定外の事故・災害に対処するには、自ら考えて事態に臨む姿勢と柔軟かつ能動的な思考が必要である。平時からこのような資質や能力を高める組織運営を行うとともに、教育や訓練を行っておくことが重要である」と述べている（「同報告概要」）。

医療安全の分野でも、今後、医療従事者一人ひとりの危機対応能力を向上させるための取り組みが必要ではないか。これまでの取り組みにより、どの医療機関にも医療安全を担当する部署が設置され、医療安全管理者が配置されるようになった。十分な知識と経験をもった医療安全管理者が増え、医療機関の中で、インシデントの分析、再発防止策の立案、ルールやマニュアルの遵守状況の確認といった任務を果たすようになったことは喜ばしい変化である。しかし一方で、このような体制が整うにつれて、現場の職員の間では、医療安全は医療安全担当部署に任せておけばよいという風潮が出てくるきらいがある。それでは、本当の医療安全は達成できない。

なぜなら、繰り返しになるが、既存のルールでは、想定外の事象には対応できないからである。医療安全のためのマニュアルやプロトコールは、標準的な手技を確実に行うためには有用であるが、通常から逸脱する事象、エラーが起こった場合、そういったルールは役立たない。条件の組み合わせにより、無数のエラーの可能性があるため、エラーをあらかじめ予測し対応のルールを決めておくことなど不可能である。よって、エラーに遭遇した現場の職員一人ひとりが自分の頭で考えるしかない。

想定外の事態に臨機応変に対応できる医療従事者を育てるためには、やはり教育が重要であろう。あまりに専門に特化しすぎて、局所最適しか考えられないようでは困る。局所での変化が、他の部分に与える影響、ひいてはシステム全体への影響を考慮できる能力が必要である。昨今は医療においても専門志向が強く、病棟も臓器別に再編されていることが多いが、やはり、患者の身体全体を診る、さらには、精神面や社会文化的背景も含めて全人的に診るという姿勢が、医療者には不可欠だろう。

そして、もうひとつ、医療に携わる者が忘れてはならないのは、生命への畏敬の念ではないかと思う。医療の場合、対象とする人の身体は、飛行機や原子力発電所と違って、人間が完全に制御できるものではない。人体は小宇宙ともいわれるが、自然という人智を超えたものに相対した時に生じる謙虚さを、人体に対しても抱くこと、そして、その人体を扱うことに畏怖の念を持つこと、これが医療者としての基本であろう。それが、生命倫理にもつながる。医療安全について考えることは、結局、医療とは何か、生命とは何かを問うことにつながるように思う。

第4章　医療が目指すものはなにか

羅針盤を失ったシステム

「おわりに」においてドゴース氏は、医療事故の防止、医療安全という枠組みを超えて、医療というシステムが目指すものはなにか、という問いを投げかけている。環境に適応し進化し続ける複合系システムには、エラーがつきものである。ただ、エラーは必ずしもシステムにとって悪いものではない。エラーによって、システムは、環境変化に柔軟に対応するための適応力、進化のための原動力を保持しているともいえる。ただ、環境への適応や進化に役立たないエラーもある。生物の世界においては、そのようなエラーが起きた場合、システム、つまり個体や種は淘汰される。個体の生存あるいは種の保存がシステムとしての絶対目標であり、自然選択という篩《ふる》いにかけられた時に、生存に役立つかどうかが、エラーの善悪を判断するための基準となる。

では、自然界以外で、人間が構築した複合系システムにおいて、エラーの善悪を判断する基準は何になるのであろうか。判断のためには「倫理（éthique）」、特に「生命倫理（bioéthique）」が必要であると著者は言う。最後に倫理という言葉が出てくるところが、いかにもフランス人らしいが、確かに、システムとしての目標が定まらなくては、なにが善でなにが悪かを判断できない。システムとして目指すべき方向性に合致していれば善、目指すべき方向性と逆行していれば悪というのが定義なのであるから、エラーの善悪を判断するには、システムの目標という判断基準が必要不可欠である。生物の世界においては、個体の生存あるいは種の保存という明確な目標があるが、人為的に作成された複合系システム（ＩＴを活用した通信システム、金融システム等）には、多種多様な目標が存在する。

医療という複合系システムについても、ことは単純ではない。医療に期待するものは、人によって千差万別である。医療を、人間の限界なき可能性への挑戦の手段とみる人も多いだろう。著者は、タブーなく挑戦する医療の姿を象徴する技術として出生前診断、そして、移植をあげ、出生前診断については優生学につながりかねないとし、また移植については、他人の身体から部品を調達するものだと形容している（本書一一七頁）。いずれの医療技術についても、ショッキングな表現を用いて、自然な生や死といった概念からはかけ離れた人為的な選択であることを強調している。

自然界における善悪の基準から解き放たれた医療システムは、羅針盤を失った船のようである。どこに向かうのか、誰にもわからない。不老不死は太古からの人間の願いであり、限界なき可能性への挑戦は、有史以来の人間の営みである。しかし、自然の一部である人間の身体を完全にコントロールすることなど本当に可能なのだろうか。

どこまでリスクをとるのか

「医学の父」、ギリシアのヒポクラテスは、「医術は一般に病人から病苦を取り除き、病気の激しい勢いを和らげるものであり、さらに病気に負けてしまった患者に対する場合、医術の力ではどうしようもないと知ってやたらに手を出さないようにすることである」と述べ、患者を救うことができなくとも、少なくとも患者を傷つけることのないようにと説いた。人体に介入するリスク、そして、医術の限界をふまえてのこの言葉は今でも全く古びていない。

医療には必ずリスクが伴う。本解題第1章で、「医療の不確実性」について述べたが、それはつまり、医療に伴うリスクをゼロにはできないということでもある。人体という、われわれには完全にコントロールできない、自然界に属するものを対象とする以上、医療行為の結果が、期待どおりでないことは十分にあり得る。

また、医療技術そのものに伴うリスクもある。日々、新たな薬、新たな治療法が開発されているが、それら新しいものを、実際に人間に使用した場合、どのような影響が出るかはわからない。予測もしなかった副作用が出る可能性もある。まさに著者がいうとおり、「改革は、損害なしに実行できない」のである（本書二六頁）。挑戦には、必ずリスクが伴うものであり、複合系システムが進化していくためには、一定のリスクを受け入れなくてはならない。

さらに、技術としては確立したものであっても、それを適用する対象が新しいものであれば、リスクは未知となる。高齢化が進む中、医療技術の適用年齢はどんどんと高くなっていく。一〇年前、八〇代の患者に実施するのはためらわれた手術であっても、今ならば実施するといった例は多々ある。技術の適用対象拡大という面でも、タブーは次々と打ち破られているのである。ただし、ここにもリスクが伴うことを忘れてはならない。どんなに日常生活において元気そうに見える人であっても、高齢であれば、身体の予備能は低下している。全身麻酔や長時間の手術といった大きな負荷が身体にかかった場合、身体がそれに耐えきれないということもあり得る。手術についての説明書には、多くの合併症が列記されているが、高齢者であれば、一般的に、合併症の発生頻度はより高くなる。

私たちは、手術の成功を信じて、つまり、そういった合併症が起きないことを（起きたとしても、それを克服できることを）願って、手術を受けるという覚悟をする。けれど、その時には同時に、リスクを引き受けることにも同意しているのである。もちろん、リスクだけを考えるわけではない。手術のベネフィットが大きいということもあるだろう。あるいは、手術を受けなかった場合の帰結が重大で、どんなに大きなリスクをおかしてでも、手術を受けるべきだと判断される場合もあるだろう。いずれにしても、手術のベネフィットとリスク、その両方を斟酌して、私たちは決断をする。

こういった考えに対しては、自己責任論による医療者の責任逃れだという批判もあるかもしれない。しかし、医療が人の身体という自然を対象とする以上、工学の世界で求められるような「超安全」を達成することは困難である。著者は、複合系システムである医療においては、エラーを許容することが大切だと説く。先にエラーの善悪について述べたが、それはつまり、許容できるエラーと許容できないエラーとを区別することに他ならない。そして、その線引きは、システムが大切にすべき価値や、システムとしての目標と照らし合わせて行われるものである。医療というシステムにどこまでエラーを認めるのか、つまり、どこまでのリスクを私たちは引き受けるのか、その答えを見つけるには、私たちが医療というシステムに何を求めるのかをまず明確にしなくてはならない。

目標の立て方が正しいのか

畑村氏は、失敗を「人間が関わって行うひとつの行為が、はじめに定めた目的を達成できないこと」(『失敗学のすすめ』二五頁)と定義している。あるいは、芳賀氏によれば、ヒューマンエラーの定義には、「人間の決定または行動のうち(中略)システム・組織・社会などが期待するパフォーマンス水準を満たさなかったもの」(『失敗のメカニズム』二〇六頁)という観点が含まれているという。

つまり、失敗やエラーは、予め定められた目的や期待されるパフォーマンスに対して、実際の成果はどうだったかで決まるのである。例えば、そもそも最初に設定された目標があまりに高い場合は、目標どおりの成果をあげるのは難しく、失敗に終わる可能性が高いであろう。一方、目標水準が低い場合は、目標達成の可能性が高く、失敗する確率は低いであろう。失敗は、あくまで目標に照らして、その達成度で判断されるものであり、相対的なものである。

絶対的な評価ではないがゆえに、患者と医療者との間で食い違いが発生することもあるだろう。例えば、患者がこれから受ける手術について、医療者は、これまでに手術に伴う様々な合併症を経験してきており、合併症が起こる場合も想定しつつ、手術に臨むであろう。一方、患者はどうだろうか。もちろん合併症が列記されている手術の説明書に目は通すだろう。しかし、手術が無事に終わって、元気に退院するのだと信じる思いが強く、手術の際に大量に出血することや、手術の後に、傷口が感染することなどを、自分の身に起こりうることとは考えないかもしれない(誰しも、そのようなことは考えたくないだろう)。こういった認識の違いがある中で、運悪く、合併症が発生してしまった場合、医療者は、想定の範囲内の出来ごとだといい、患者は期待していた結果と違う、手術は失敗だと言うのではないか。

こういった認識のギャップを埋めるためには、患者と医療者との間で、十分に対話をするしかない。書面に書いてあることをなぞる通り一遍の説明では、情報共有ができたとは到底言えない。患者一人ひとりの個別性をふまえた、患者特有のリスクについての説明が不可欠である。また、人体を扱う以上ゼロではない、予期せぬ事態が起こる可能性についても、きちんとした説明がなされるべきである。

医療への過剰な期待

実は、患者と医療者の間の認識のギャップは、より大きくとらえるならば、医療になにを期待するのかが人によって異なるという点に帰結するように思われる。あるいは、コミュニケーション・エラーと言ってもよい。昨今、テレビ等のマスメディアにおいて、医療は人気のトピックである。「神の手を持つ医師」といったタイトルのドキュメンタリーが数多くつくられ、医師が主人公のドラマがヒット作となることも多い。ドラマも多種多様であり、リアルなドラマばかりではなく、非常にコミカルな調子で医療を描くものもある。それらはあくまでエンターテイメントであり、現実の医療を伝えるためのものではない。どんなに難しい手術であっても「私、失敗しないので[9]」と豪語する主人公の医師の姿に、胸のすくような思いがしたとしても、それは所詮、虚構の世界のことである。

しかしまた、メディアだけでなく医療界そのものも、医療の可能性を喧伝してきたことは否めない。新たな薬、新たな技術を開発することで、あらゆる疾患を克服できるかのような希望を与えてきた。筆者がパリでインタビューを行った際、ドゴース氏はこの点について「医療界にも、研究費を獲得するために、多くの夢物語を語ってきた面がある」と述べた。確かに近年の医療技術の進歩は著しい。以前は不可能だと思われたことが可能となり、手術によって劇的な治癒が期待できるという場合もあるだろう。けれど、それは、医療のごく一部の面でしかない。現実には、高齢化が進む社会においては、老いや病と丹念に向き合っていくしかない。加齢とともに増加する、糖尿病や高血圧といった内科疾患は、外科的処置では治らず、生活習慣の改善や薬物治療により長期間にわたってコントロールしていくことが大切である。また、認知症のように、現時点では有効な治療法が確立されていない疾患もある。

ドゴース氏は、このような現実を伝えていくことは、ベッドサイドで日々患者と向き合う臨床医の役目であるとも語っていた。氏が、血液内科の臨床医として、白血病の患者にどのような心構えで向きあっていたかは、本書の四四～四五頁でも語られている。長期にわたるつらい治療を受ける患者は、その孤独な苦悩に満ちた試練から、豊かな人間性を養うと氏はいう。そして、氏はその叡智を患者から学びたいとも語っている。患者と医療者という関係ではあるが、まずは人間と人間とのつながりだという氏の基本姿勢が伝わってくるエピソードだと思う。先に、「ときどき治すことができる、しばしば和らげることができる、いつでも慰めることができる」という一六世紀のフランスの外科医、パレの言葉を紹介したが、たとえ病を完全に治すことができなくとも、常に、患者とともにあるという姿勢である。そもそも、医療の世界で、患者と医療者の関係性を指して使われる「ラポール」という言葉は、〝rapport〟というフランス語からきている。

ずっと若く健康でありたい、というのは人類の永遠の願いである。しかし、それは見果てぬ夢でもある。「われわれは全医学の存在にもかかわらず、年老い、衰弱し、病気になるようにできているのだ」(『エセー』)というモンテーニュの言葉は今でも真実である。また、ヒポクラテスの「すべての病人を健康にすることはできない」「人間は死ぬものである」という言葉も依然として真である。たとえ、神の手を持つ医師であっても、また最先端の科学技術の粋を集めたとしても、この自然の摂理を変えることはできない。

まるで医療が万能であるかのような情報が繰り返し伝えられることによって、医療に対し、現実からかけ離れた期待が寄せられることは、最終的には、医療に裏切られたという失望を招くことになる。先の、手術の合併症に関する患者と医療者との間の認識のギャップというのが個別事例だとすれば、これは、マクロの視野でみた、医療というシステムが達成すべき目標に関する認識のギャップといえるだろう。大きな期待を寄せれば寄せるほど、その通りにならなかった時の失望も大きい。

老いや病を受け入れる

病院に入れば全ては解決、数週間すれば病気はすっかりよくなって元気に退院、という医療モデルは、疾患の主体が感染症だった過去の時代のものである。戦後七〇年の間に疾患構造は大きく変化し、結核等の感染症による死亡は激変し、癌や循環器疾患が死因の大半を占めるようになった。これらは慢性疾患であり、数週間の入院で解決するものではない。また人口構造においては、高齢化が進展した。高齢者にとって、入院というのは非常に大きな環境変化であり、そのために認知症が進んだり、ベッド上で過ごす時間が多くなることで筋力が低下して、日常動作ができなくなったりするといったリスクも伴う。入院する前より退院する時のほうが、状態が悪くなることもあり得るのである。さらに、手術を始めとする侵襲の大きな処置にたえられずに、急激に全身状態が悪化して死亡といったことも可能性としては否定できない。

こういった事態が起こった時、患者は病院から元気に退院するものだと信じている人は、医療というシステムが、期待されたとおりのパフォーマンスをしていない、医療の失敗だと言うであろう。しかし、医療というシステムに「全ての患者を元気にして病院から退院させる」という目標を課すことが、そもそも難しくなってきているのである。急性期病院を出た後は、回復期病院で集中的なリハビリを受け、それでも、まだ療養が必要ならば慢性期病院に行く、そして、病院を出て住まいに帰った後も、病を抱えながら生きるというのが、現実的な高齢者の姿であろう。

住まいで暮らしていくためには、在宅医療だけでは不十分であり、介護サービスも必要となる。見守りや買い物支援といった生活支援も必要であろう。そう考えると、病院や診療所、薬局といった医療システムのパーツだけでは、患者が求めるサービスを提供できないということに気づく。これからの社会における医療には、年老いて、病気になる人々に寄り添うという姿勢がなにより必要となる。若ければ、病気になっても、治療を受けて、元の状態に復帰することができる。しかし、高齢者において、それを期待するのは難しい。老いと共に徐々に身体は衰弱し、身体の機能は低下していくという現実を受け入れることが、これからの医療を考える上では不可欠ではないだろうか。そして、老いて病を抱えていても、自立して生活したいという人々の希望をかなえるために、医療はなにができるのかを問うことが重要となる。医療では対応できない部分については、介護や福祉と連携することも、また必須であろう。

患者と医療者との間での目標の共有

老いや病といった現実の受容に加えて、もう一つ、今後の医療を考える上で大切なポイントがある。それは、「患者と医療者との関係性（rapport《ラポール》）」である。このことは、医療事故が起きた際の対応に関連して本解題第2章でも述べた。「医術はつぎの三つから成っている。病気と患者と医師である。医師は医術に奉仕する者である。患者は医師と協力して病気に対処するようにしなければならない」というヒポクラテスの言葉のとおり、医療を行う上での両輪ともいえる患者と医療者との間で、進むべき方向性や進む速度について、ずれが生じた場合、医療は破綻してしまう。病という共通の敵を前にして、患者と医療者は、目標や方針を共有し、手を携えて進む必要がある。

しかし、現実には、患者と医療者との間で、医療が果たすべき役割に関して、共通の認識が形成されているとは言い難い。それは、患者と医療者との間のコミュニケーションが不足しているためではないだろうか。高齢社会を迎え患者の数は増加し、医療技術は高度化・複雑化している。現場の医療者からは、「ともかく忙しい」という言葉がきかれる。そんな中で、どれだけ患者と医療者は話ができているだろうか。同じ疾患であっても、患者によって症状は異なり、また、患者の生活スタイルも違う。短期間の治療で完全に治癒するような疾患ならば、医療の目標を設定することはそう難しくないだろう。しかし、長年にわたってつきあっていかなくてはならない慢性疾患となると、患者が医療に期待することはなにかを見定めたうえで、目標をたてていく必要がある。時には、生命の延長よりも、生活機能の維持に重点をおくこともあり得るだろう。

昔、町のお医者さんがいて、多くの人が、かかりつけ医をもっていた頃には、既往歴やアレルギー、生活習慣といった患者一人ひとりについての情報が蓄積されやすかったかもしれない。しかし今は、かかりつけ医をもたず、診療所よりは病院を好み、疾患ごとにかかる病院を変える患者も多い時代である。一方、そういった患者を受け入れる病院側においても、在院日数の短縮が求められる中、医療者も腰を落ち着けて患者の話をきく余裕がなくなっている。このような状況では、病気に関して、病院ではなにができるのか、そして、病院から退院した後、患者が病を抱えつつ、しかしＱＯＬ（生活の質）も維持しながら暮らしていくにはどうしたらよいのかについて、患者と医療者がじっくりと話し合うことは難しい。

しかしそう言っていては、いつまでたっても、患者と医療者との間の、医療が達成すべき目標についての認識のズレが解消されない。よって、患者が、医療に失望するという状況も改善されない。今後、患者と医療者とのコミュニケーションの向上を図っていくためにも、「なんでも相談できるお医者さん」つまり、かかりつけ医の機能が重要となってくる。このため、昨今わが国では、総合診療医の育成、かかりつけ医の機能を果たす診療所に対する診療報酬上の加算など、今後の医療をみすえた施策が打ち出されている。かかりつけ医が、患者にとっての医療との継続的な接点となり、医療はなにができるのかについて、患者と医療者との間で忌憚のない対話がなされることにより、医療に対する期待も、現実的なものに落ち着いていくのではないかと思う。

『人は誰でも間違える』から十数年

『人は誰でも間違える』により、医療界に大きな衝撃を与え、世界の「医療安全」に向けた取り組みを牽引してきた米国の現状はどうなっているのであろうか。米国において、政府から独立した第三者としての視点で医療機関を評価する機構、ジョイント・コミッション（Joint Commission）の最高責任者、マーク・アール・チャシン氏は、『人は誰でも間違える』から十数年が経過した現状を分析し、こう述べている。「様々な努力がなされたにも関わらず、医療の質や医療安全に関する問題は依然として存在する。取り組みの方法を大きく変えなければ成果は期待できない」（Health affaires, 32, no.10 (2013): 1761-1765.）。本書の「はじめに」において、ドゴース氏が描写した、医療の質と安全性向上のための国際学会における、様々な対策が講じられたにもかかわらず、何の成果もあがっていないという悲観論と呼応する現状認識である。また、本書の中でも、米国での手術の部位間違いは、いまだに年間八〇〇件を超えているというジョイント・コミッションによるデータが紹介されている（本書八〇頁）。

こういった現状を踏まえチャシン氏は「予防可能な合併症を減らすための努力と合わせて、過剰医療という、広く蔓延している問題に取り組まなくてはならない」と述べている。米国においては、現在、不要な検査や処置を減らそうという取り組みが行われている。例えば、米国内科医認定機構が協力する「賢い選択キャンペーン」（患者と医療者の対話の契機となるよう、一般に必要性が明確でないにもかかわらず広く実施される医療行為のリストを公表）や過剰医療に関する学会の開催などである。

過剰医療に関する議論とは、これまでに蓄積されたエビデンスから、死亡率の低下やＱＯＬの向上といったベネフィットが明らかではない場合は、医療行為を行わないという選択をすべきという議論である。この時には、患者と医療者が十分に対話をすることが重要となる。医療者は、明確なベネフィットはない一方で、医療行為を実施することは、それに伴うリスクを負うことになる点を充分に説明しなくてはならない。

『人は誰でも間違える』から十数年が経過した今、米国において、「医療行為の選択」について議論がなされていることは興味深い。人体を対象とする医療には不確実性があること、故にどのような医療行為にもリスクが伴うことを、これまで繰り返し述べてきた。医療という人体に介入する行為は、リスクとベネフィットを常に天秤にかけ、リスクを認識した上でなされるべきである。医療行為の選択の際に、そのリスクについて、患者と医療者との間で十分な議論が行われることは、医療行為の結果を受け入れることにつながると期待される。もちろん、医療行為の結果、不幸な事象がおこった時に、完全に納得するのは困難である。しかし、事前に十分な検討も行わないまま選択した場合よりは、まだ受け入れやすいのではないだろうか。

社会が大切にする価値とはなにか

近年、「医療安全」という目標は、「医療の質」というより大きな概念の中に含められるようになってきた[10]。質の高い医療を提供していく上では、医療の安全性は必要不可欠な要素であるが、あくまで一要素でしかない。「医療の質」は、「個人や集団に対する医療サービスが、期待される成果をあげる可能性の高さ」と定義される。よって、「医療の質」について考える上でも医療安全と同様に、医療システムに期待される成果がなにかということが問題になるが、これは、社会によって異なる。

ドゴース氏が長を務めていたフランス高等保健機関は、まさに「医療の質」を担保するために設立された機関であった。「おわりに」において氏は、医療というシステムが達成すべき唯一の目的は「患者の健康状態を改善させること」だとしている。そして、具体的な評価指標として、死亡率、合併症の発生頻度、患者のＱＯＬをあげている。これが、フランス社会としての一つの答えなのであろう。

ドゴース氏へのインタビューの最後に、氏から非常に印象的な問いを投げかけられた。それは「日本社会が大切にする価値（valeur）とはなにか」という問いであった。

高齢社会を迎えた先進諸国は皆一様に、社会保障費の増大という問題に突き当たっている。税金や保険料といった収入の大幅な増加は見込めない一方で、支出は否応なく増えていくという状況であり、社会資源が限られている中、支出について取捨選択を行うことは避けられない。それでは、医療にどれだけの資源をさくのかということになるが、その判断をするにあたっては、社会として、医療というシステムになにを期待するのかが明確になっていなくてはならない。

インタビューの中で、この先進諸国に共通する課題に話が及んだ際、著者はフランス社会が大切にする価値として「平等（égalité）」をあげ、「医療システムは社会保障の一つであり、全ての国民が平等に医療を受ける権利を保障することが政府の役割である」と述べた。そして国による基本的な考え方の違いについて、非常に稀な難病に関する高額な新薬の採用を例にあげて説明した。例えばイギリスでは「実利（utilité）」を重んじる伝統が根強く、保険診療の対象となる医薬品の新たな採用にあたっては、その費用と効果について厳密な評価がなされ、既存の治療法と比較して効果に大きな差がなければ採用されないこともある。しかし、フランスにおいては、患者は、たとえどんなに高価であっても、新たな治療を受ける権利を奪われるべきではないという考えに基づき、基本的には採用されるということである。このことは、本書の第二章でも「一つの命を救うために、どれだけのコストをかけられるのだろうか」という観点で触れられている（本書四五〜四八頁）。

また、米国のように「自由（liberté）」を尊重する国であれば、医療保険への加入も基本的には個人任せであるが、フランスでは、全ての国民が何らかの保険に加入することになっており、保険診療を行う医療機関が大多数であることから、加入している保険によって受けられる医療が異なるという不平等がおきないようになっていると、ドゴース氏は誇らしげに述べた。

こういった流れの中で、「日本はどうなのか」と問われたのである。咄嗟にどう答えてよいか分からなかった。基本的には、日本もフランスと同様、平等を重んじ、フランスと同様に皆保険制度になっていることを説明し、なんとか会話をつなぎながら、日本社会の基本となる価値とはなにか、必死に考えをめぐらせた。その結果、でてきた答えは「和（harmonie）」、そして、「個よりも全体の利益の尊重」であった。日本人は、古来より、自然と調和し生きてきた。そういう意味では、人生の中で、時の経過とともに訪れる老いや病を受け入れる諦観というものがあるはずである。また、各個人は自身が所属する集団の和を乱さぬように気を配り、生きてきた。よって、集団全体の重荷になってまで、自己の身を保とうとはしないだろう。さらに、集団全体の利益を考えるならば、医療という社会保障システムを維持しよう、持続可能なシステムとなるよう、次世代への負担をなるべく少なくしようという発想もうまれるはずである。そのようなことを話した。

しかし、一口に日本人といっても様々な考え、価値観の人がいる。やはり、日本社会として、「今後、医療にどのような役割を期待するのか」を明確にするには、社会全体での十分な議論が必要であろう。この問いに対する答えが明確になれば、おのずと、どのような医療システムがよいのか、システムの進化のためにどこまでのリスクを許容するのか、医療にどれだけの社会資源を投入するのか、といった問いへの答えもみえてくるであろう。

次にドゴース氏に会う際には、日本社会が大切にする価値も含めて、きちんと説明できるようになりたいと思いながら、氏のお宅を後にした。

（＊本解題は、筆者［入江］一個人の見解であり、筆者が所属する組織には一切関係しないことをお断りします。）

注

(1) 平成二五年（二〇一三年）には「医療事故情報収集等事業」において報告された事故の数は年間約三〇〇〇件となり事業開始時の二倍以上にまで増加している。

(2) 運営主体は、二〇〇五年当初は日本内科学会、二〇一〇年からは一般社団法人日本医療安全調査機構。一事例あたり解剖の費用や専門家に対する謝金等で約一〇〇万円の費用がかかり、事例の受付から、遺族・医療機関への説明までに約一〇ヵ月の時間を要した。費用に関して、遺族・医療機関の負担はない。

(3) 「診療行為に関連した死亡の調査分析モデル事業　これまでの総括と今後に向けての提言」平成二二年三月、社団法人　日本内科学会モデル事業中央事務局、二三頁。

(4) 「診療行為に関連した死亡の調査分析モデル事業」平成二四年度事業実施報告書、五一頁。

(5) なお、「診療行為に関連した死亡の調査分析事業」については「関係者の法的責任を追及するものではない」ということが原則として謳われている。しかし一方で、この事業は現行の法制度の下で実施されており、医師に対し異常死体についての警察への届出を義務づけている『医師法』第二一条に基づき、警察への届出が行われた事例は、この事業の対象とはならない。その場合は、警察により司法解剖が行われる。この点については、事業の成果を踏まえた今後への提言（平成二六年三月公表）において「警察の調査が先行することになれば、このシステムの真実を究明しようという根幹自体を揺るがしかねない。

（中略）医療界をあげて一致団結し、医療界全体がオーソライズしている専門的な評価体制を構築していくことが重要」とされている。

(6) ＯＮＩＡＭの正式名称はOffice National d'Indemnisation des Accidents Médicaux, des affections iatrogènes et des infections nosocomiales

(7) ＣＲＣＩの正式名称はCommission Régionale de Conciliation et d'Indemnisation des accidents médicaux

(8) 著者は、医療分野で同様に極度に確実な行為として、輸血をあげている。輸血は、医療行為の中でも最も安全な行為であり、その事故の頻度は、民間航空機の事故と同様に一〇〇万回に一回だという。

(9) テレビ朝日系列で放映され高視聴率を記録したテレビドラマ『ドクターX〜外科医・大門未知子〜』での主人公、米倉涼子演じる外科医の決め台詞。

(10) 日本でも「医療の質」という考え方は普及してきており、病院の医療の質を測るための評価指標がいくつも提案されている。「医療の質」をあげるために、各病院では、入院患者の転倒・転落発生率、糖尿病患者の血糖コントロールの度合い、手術後の合併症の発生率といった個別指標について、数値の改善に取り組んでいる。

参考文献

大村平『改訂版　確率のはなし――基礎・応用・娯楽』日科技連出版社、二〇〇二年

森實敏夫『入門医療統計学――Evidenceを見出すために』東京図書、二〇〇四年

Institute of Medicine, *To Err Is Human: Building a Safer Health System*, November 1999.（『人は誰でも間違える――より安全な医療システムを目指して』医学ジャーナリスト協会訳、日本評論社、二〇〇〇年）

James Reason, *Managing the risks of organizational accidents*, Ashgate Publishing Limited, 1997.（ジェームズ・リーズン『組織事故――起こるべくして起こる事故からの脱出』塩見弘監訳、高野研一、佐相邦英訳、日科技連出版社、一九九九年）

デカルト『方法序説』谷川多佳子訳、岩波文庫、一九九七年

Sidney Dekker, *Just Culture, balancing safety and accountability*, Ashgate Publishing Limited, 2007.（シドニー・デッカー『ヒューマンエラーは裁けるか――安全で公正な文化を築くには』芳賀繁監訳、東京大学出版会、二〇〇九年）

Global Aviation Information Network, *A roadmap to a just culture : enhancing the safety environment*, first edition, September 2004.

河野龍太郎『医療におけるヒューマンエラー　第2版：なぜ間違える　どう防ぐ』医学書院、二〇一四年
医療事故情報収集等事業ホームページ（二〇一四年一〇月閲覧）
診療行為に関連した死亡の調査分析事業ホームページ（二〇一四年一〇月閲覧）
Massachusetts Coalition for the Prevention of Medical Errors, *When Things Go Wrong: Responding To Adverse Event: A Consensus Statement of the Harvard Hospitals*, March 2006.
斉藤博「ヒポクラテスの医学教育」埼玉医科大学雑誌、第三一巻第二号、平成一六年四月
畑村洋太郎『失敗学のすすめ』講談社文庫、二〇〇五年（初版は二〇〇〇年、講談社）
芳賀繁『失敗のメカニズム――忘れ物から巨大事故まで』角川ソフィア文庫、二〇〇三年（初版は二〇〇〇年、日本出版サービス）
東京電力福島原子力発電所における事故調査・検証委員会最終報告（概要）平成二四年七月二三日
モンテーニュ『エセーI――人間とはなにか』荒木昭太郎訳、中公クラシックス、二〇〇二年
Mark. R. Chassin, *Improving the quality of health care: what's taking so long?*, Health affaires, 32, no.10 (2013): p.1761-1765.

訳者あとがき

林昌宏

本書は、フランスで二〇一三年一月に出版された*éloge de l'erreur*の全訳である。タイトルは直訳すると「エラー称賛」となる。

一九四五年生まれの著者ローラン・ドゴースは、免疫学、血液学、腫瘍学において基礎研究者として偉大な業績を上げると同時に、臨床医としても活躍するだけでなく、「高等保健機関（HAS）」の最高責任者や「フランス移植機関（EFG）」の理事を務めるなど、医療行政にも積極的に関わってきた、フランス医学界の重鎮である。

フランスの国立保健医学研究機構（INSERM）のインターネット・サイト（http://histoire.inserm.fr/les-femmes-et-les-hommes/laurent-degos）には、この機構の功労者の一人としてドゴースが紹介されている。本書でも少し触れられているように、医学界では、ドゴースは白血病の患者に抗がん剤を少量投与することによって治療成果を上げ、がんの治療に新たな道筋を切り開いたことで有名な人物でもある。著書は、学術論文だけでなく一般向けも多数ある。まさに才人である。

私事だが昨年、母親が大病院で手術を受けた。入院中の母親を何度か見舞いに行ったときのことである。本書の翻訳中だったこともあり、私は医療サービス提供者の対応をつぶさに観察した。患者の取り違えや投薬の間違いを防ぐためのチェックは何重にもあり、担当医は母親の知識に合わせて手術内容と予後について懇切丁寧に説明していた。看護師たちは母親に「林さん、大丈夫ですか」と明るく呼びかけ、薬の服用と体調をこまめに確認していた。おかげさまで母親は無事に退院した。二週間ほどの期間だったが、素人の感覚では「ここまで徹底すれば、事故など起きないだろう」と思えた。だが、当然ながら人間が人間を相手に行なう作業である以上、予期せぬエラーの発生は不可避であると考えたほうがよいし、エラーがあるから医療は進化してきたのだ。だからこそ、事故を少しでも減らすだけでなく発生したエラーに対処してその経験を活かすために、われわれはシステムをどのように改善すべきなのかを社会全体で考える必要がある。事故は決して他人ごとではないのだ。本書が指摘するように、犯人探しだけではシステムは進化しない。

読者は、本書の内容が医療システム以外にもあてはまると感じるのではないだろうか。たとえば、競争が激化する企業システム、社会の変化に対応しなければならない行政システム、グローバル化された金融システムなどである。振り返るまでもなく、すべてのシステムは、エラーが発生するたびに試行錯誤しながら進化してきた。本書は、医療関係者だけでなくわれわれ全員に深い示唆を与えてくれるはずだ。

本書の翻訳は、厚生労働省九州厚生局健康福祉部医事課長の入江芙美氏とともに行なった。入江氏の詳細な訳者解題により、読者の本書への理解はさらに深まるはずだ。そして現在、入江氏はフランスの社会とその医療制度について自著を執筆中だ。

最後に、ＮＴＴ出版の永田透氏と宮崎志乃氏に深謝したい。永田氏と宮崎氏の的確なコメントと叱咤激励により、われわれ訳者は大いに勇気づけられた。

二〇一五年二月

【著】

ローラン・ドゴース（Laurent DEGOS）

1945年生まれ、パリ出身。血液学の分野において臨床医及び研究者として大きな業績をあげた後、フランス移植機関（EFG）や医薬品医療機器安全機構（AFSSAPS）、高等保健機関（HAS）の長を務めた。現在、パリ・ディドロ大学（パリ第七大学）医学部名誉教授、パスツール研究所評議会副議長。またEUやOECDの医学・科学パネルのメンバーでもある。科学論文のみならず一般向けの著書多数。

【訳・解題】

入江芙美（いりえ・ふみ）

1977年生まれ。2002年九州大学医学部を卒業、2004年厚生労働省に入省。2007年フランス国立行政学院に留学、2009年帰国。厚生労働省食品安全部基準審査課長補佐、健康局新型インフルエンザ対策推進室長補佐などを経て、現在、九州厚生局健康福祉部医事課長。医学博士。

【訳】

林昌宏（はやし・まさひろ）

1965年生まれ。立命館大学経済学部卒業。翻訳家として多くの話題作を提供。主な訳書にG・エスピン・アンデルセン『アンデルセン、福祉を語る』、G・ズックマン『失われた国家の富』（ともにNTT出版）、J・アタリ『21世紀の歴史』（作品社）、B・シリュルニク『憎むのでもなく、許すのでもなく』（吉田書店）など多数。

なぜエラーが医療事故を減らすのか

2015年5月15日　初版第1刷発行

著　者　　ローラン・ドゴース
訳者・解題者　入江芙美
訳　者　　林昌宏
発行者　　長谷部敏治
発行所　　NTT出版株式会社
〒141-8654　東京都品川区上大崎3-1-1　JR東急目黒ビル
TEL 03-5434-1010（営業担当）／03-5434-1001（編集担当）
FAX 03-5434-1008　http://www.nttpub.co.jp/
印刷製本　中央精版印刷株式会社

ISBN 978-4-7571-6061-3 C0047
定価はカバーに表示してあります。
乱丁・落丁はお取り替えいたします。